PERFIL CLÍNICO Y EPIDEMIOLÓGICO DE LA HIPERTENSIÓN INDUCIDA POR EL EMBARAZO, HOSPITAL VÍCTOR RAMOS GUARDIA, HUARAZ, PERU

PERFIL CLÍNICO Y EPIDEMIOLÓGICO DE LA HIPERTENSIÓN INDUCIDA POR EL EMBARAZO, HOSPITAL VÍCTOR RAMOS GUARDIA, HUARAZ, PERU

Marcelo Ido Arotoma Ore
Jesus Zuñiga Huerta
Nancy Rosas Oncoy
Flora Flores Tiznado

ELIVA PRESS

ISBN: 978-99949-8-557-9

Cover Design: Eliva Press
Cover Image: Ingimage
Email: info@elivapress.com
Website: www.elivapress.com

This Eliva Press imprint is published by the registered company Eliva Press Global Ltd. part of Eliva Press S.R.L. Publishing Group

The registered company address is: Pope Hennessy Street Level 2, Hennessy Tower Port Louis, Mauritius
Eliva Press S.R.L. Publishing Group address is: Bulevardul Moscova 21, Chisinau, Moldova, Europe

UNIVERSIDAD NACIONAL

“SANTIAGO ANTÚNEZ DE MAYOLO”

DIRECCIÓN DEL INSTITUTO DE INVESTIGACIÓN

FACULTAD DE CIENCIAS MÉDICAS

“PERFIL CLÍNICO Y EPIDEMIOLÓGICO DE LA HIPERTENSIÓN INDUCIDA POR EL EMBARAZO, HOSPITAL VÍCTOR RAMOS GUARDIA, HUARAZ, PERU,2019”

INVESTIGADOR PRINCIPAL:

MARCELO IDO AROTOMA ORE

COAUTORES:

JESUS ZUÑIGA HUERTA

NANCY ROSAS ONCOY

FLORA FLORES TIZNADO

HUARAZ- PERÚ

2023

1. ÍNDICE

ÍNDICE DE TABLA

2. RESÚMEN

Se planteó el siguiente objetivo: Determinar el perfil clínico y epidemiológico de las pacientes con diagnóstico de hipertensión inducida por el embarazo en el Hospital Víctor Ramos Guardia, Huaraz, en el año 2019?. Materiales y método: Estudio tipo descriptivo, retrospectivo de corte transversal. La recolección de datos se realizó a través de una revisión documental de historias clínicas, revisándose 131 historias clínicas de gestantes con diagnóstico de Hipertensión inducida por el embarazo. Las informaciones obtenidas se analizaron usando la estadística descriptiva; tabulándose en una base de datos de Microsoft Excel 2019 y el programa estadístico SPSS versión 25.0. Resultados: el tipo de morbilidad de hipertensión inducida por el embarazo con mayor frecuencia del (90,8%) fue la preeclampsia severa y en menor frecuencia preeclampsia leve (5,2%) e hipertensión crónica (3,8%); el perfil clínico según signos y síntomas fueron: cefalea (54,9%), tinnitus, epigastralgia, hiperreflexia y escotomas en (90,8%) de gestantes; respecto al perfil epidemiológico según características sociodemográficas, se presentaron con mayor frecuencia en gestantes menores de 19 años (61,0%), con estado civil conviviente (55,7%), grado de instrucción secundaria (47,3%) y según lugar de procedencia rural (54,1%); según los antecedentes obstétricos con mayor frecuencia las más afectadas fueron nulíparas (64,8%), gestantes menores de 37 semanas (51,9%), inadecuado CPN (65,6%) y la vía de culminación del parto cesárea (55,7%) y el perfil epidemiológico observado con mayor frecuencia el antecedente familiar de preeclampsia (90,8%), antecedentes personales (62,5%) con un IMC normal (66,4%). Conclusiones: el perfil clínico de la hipertensión inducida por el embarazo, está determinado por los signos y síntomas descritos, así como por el perfil epidemiológico por sus características sociodemográficas, así como los antecedentes obstétricos, personales y familiares de preeclampsia.

Palabras clave: Preeclampsia, perfil epidemiológico, perfil clínico.

ABSTRACT

The following objective was set: To determine the clinical and epidemiological profile of patients diagnosed with pregnancy-induced hypertension at the Víctor Ramos Guardia Hospital, Huaraz, in 2019?. Materials and method: A descriptive, retrospective, cross-sectional study. Data collection was carried out through a documentary review of medical records, reviewing 131 medical records of pregnant women with a diagnosis of pregnancy-induced hypertension. The information obtained was analyzed using descriptive statistics; being tabulated in a Microsoft Excel 2019 database and the statistical program SPSS version 25.0. Results: the type of pregnancy-induced hypertension morbidity with the highest frequency (90.8%) was severe preeclampsia and the least frequent mild preeclampsia (5.2%) and chronic hypertension (3.8%); The clinical profile according to signs and symptoms were: headache (54.9%), tinnitus, epigastric pain, hyperreflexia and scotomas in (90.8%) of pregnant women; Regarding the epidemiological profile according to sociodemographic characteristics, they occurred more frequently in pregnant women under 19 years of age (61.0%), with cohabiting marital status (55.7%), secondary education level (47.3%) and according to place of rural origin (54.1%); According to obstetric history, the most frequently affected were nulliparous (64.8%), pregnant women less than 37 weeks (51.9%), inadequate NPC (65.6%) and the culmination route of cesarean delivery (55, 7%) and the most frequently observed epidemiological profile was the family history of preeclampsia (90.8%), personal history (62.5%) with a normal BMI (66.4%). Conclusions: the clinical profile of pregnancy-induced hypertension is determined by the signs and symptoms described, as well as by the epidemiological profile due to its sociodemographic characteristics, as well as the obstetric, personal and family history of preeclampsia.

Key words: Preeclampsia, epidemiological profile, clinical profile.

INTRODUCCIÓN

La hipertensión inducida por el embarazo (HIE), desde muchos años y hasta la actualidad, sigue siendo una de las principales causas de muerte materna a nivel mundial. (Magee, Sedelghel y Von Dadelazen 2013)

La HIE, son problemas muy frecuentes que llegan a complicar aproximadamente 10 a 15% de los embarazos en cualquier estrato social y nivel educativo, no discrimina. (Koopmans , Bijlenga y Groen 2019) constituye un importante problema de salud pública, muchos investigadores a nivel mundial considera como la primera causa de muerte materna en los países desarrollados y la tercera causa de muerte materna en los países en vías de desarrollo, son además causa importante de morbilidad y mortalidad fetal y neonatal. (Gómez Sosa 2009)

La HIE, según la Organización Mundial de la Salud (OMS), afirma ser responsable de 166 mil muertes maternas en países en vías de desarrollo, con una incidencia del 5% al 10% de los embarazos principalmente en África, América Latina y El Caribe; es así en el año 2013, en la Republica de Ecuador ha sido considerada como la primera causa de muerte materna por esta patología como la preeclampsia severa. (Tinoco Moreno, y otros 2018)

La HIE, además de producir daño materno y fetal, también puede suponer el inicio de alteraciones vasculares y metabólicas futuras, implicando así que el riesgo relativo de padecer hipertensión crónica tras la HIE es aproximadamente entre 2,3 y 11,0 veces mayor. Además; aquellas mujeres con historia previa de preeclampsia/eclampsia tienen doble riesgo de accidentes cerebrovasculares y mayor frecuencia de arritmias y hospitalizaciones por insuficiencia cardíaca. Asimismo, igualmente se observa en la clínica tener un riesgo 10 veces mayor de enfermedad renal terminal a largo plazo. (Alvarez-Alvarez, y otros 2017)

La HIE, complica aproximadamente el 5 al 15% de los embarazos. La incidencia de la preeclampsia (PE) en la actualidad se ha incrementada hasta un 25% en las últimas 2 décadas en países desarrollados como Estados Unidos, reporto de 50 000 a 60 000 muertes por año en el mundo son atribuibles a esta patología. (Ananth, Keyes y Wapner 2013)

de pacientes, complicando el proceso del embarazo, parto y puerperio, en la es la segunda causa de muerte materna. (MINSA 2015-2016)

Además; el embarazo que cursa con HIE es considerado de alto riesgo obstétrico debido a la alta tasa de morbimortalidad materno perinatal, por las complicaciones que presentan, inclusive el manejo de esta patología es ineficaz cuando acuden al establecimiento de salud en forma tardía, de allí la importancia de la práctica del cuidado prenatal precoz, continua y de calidad, para detectar a tiempo los factores de riesgo al igual la clínica y epidemiologia de preeclampsia. (MINSA 2015-2016)

Por las justificaciones expuestas se consideró necesario realizar un estudio que describa el perfil clínico y epidemiológicas de la HIE, de esta manera previa captación de las gestantes, se podría diagnosticar en forma precoz y oportuna esta patología obstétrica y su corrección oportuna en el nivel correspondiente, con la pretensión de proteger la calidad de vida de la gestante y el producto de la concepción.

El presente estudio identifica el perfil clínico (signos y síntomas) y perfil epidemiológico que presentaron las gestantes que desarrollaron casos de HIE, pues; el conocimiento de esta realidad tiene relevancia social pues; ayudara al médico en cualquiera de las posiciones diagnósticas y proporciona mayor especificidad y precisión para la identificación y cuantificación de la HIE. La investigación tiene utilidad práctica ya que al obtener resultados del perfil clínico y epidemiológico servirán de insumo para fortalecer las acciones y estrategias en los diferentes niveles de atención prenatal.

Las consideraciones planteadas a la luz de las evidencias científicas, es pertinente el reconocimiento precoz de los signos clínicos y epidemiológicos de las gestantes en general desde el primer nivel de atención, en particular en Ancash, su referencia oportuna al nivel de atención de salud de mayor complejidad, para su resolución de casos de HIE, fin evitar complicaciones mayores e inclusive muerte materna y perinatal. El Hospital Víctor Ramos Guardia de Huaraz, establecimiento de salud referencial presta atención a pacientes de la zona sierra de Ancash y parte del departamento de Huánuco, durante el año 2019 se atendió un total de 2853 partos (eutócico y distócicos), de los cuales aproximadamente el 6.5% corresponden a casos de preeclampsia. (Estadistica HVRG 2019), por las consideraciones planteadas se formula el siguiente problema de investigación: ¿Cuál es el perfil clínico y epidemiológico que tienen las gestantes con diagnóstico de hipertensión inducida por el embarazo, en el Hospital Víctor Ramos Guardia, Huaraz, en el año 2019?

Con el objetivo general: determinar el perfil clínico y epidemiológico de las gestantes con diagnóstico de hipertensión inducida por el embarazo atendidas en el Hospital Víctor Ramos Guardia de Huaraz, en el año 2019 y los objetivos específicos fueron: identificar tipo de morbilidad según la presentación del cuadro clínico de las gestantes con Hipertensión Inducida por el Embarazo, identificar el perfil clínico de la hipertensión inducida por la gestación, establecer el perfil epidemiológico de la enfermedad hipertensiva del embarazo, identificar algunas características sociodemográficas, determinar los antecedentes obstétricos, personales y familiares, de las gestantes con diagnóstico de hipertensión inducida por el embarazo atendidas en el Hospital Víctor Ramos Guardia, Huaraz, 2019.

Concluyéndose, el perfil clínico de la hipertensión inducida por el embarazo, está determinado por los signos y síntomas descritos, así como por el perfil epidemiológico por sus características sociodemográficas, así como los antecedentes obstétricos, personales y familiares de preeclampsia.

2.1. HIPÓTESIS Y OPERACIONALIZACIÓN DE VARIABLES

No se requiere enunciar la hipótesis por tratarse de una investigación observacional, retrospectiva y revisión documental de historias clínicas.

2.2. Variables:

Variable Independiente: Perfil clínico y epidemiológico

Variable Dependiente: Hipertensión inducida por el embarazo.

2.3. Operacionalización de variables

Variables	Definición conceptual	Definición operacional	Dimensiones	Indicadores	Categorías	Escala
Variable independiente: Perfil clínico y epidemiológico.	Son disciplinas de las ciencias de la salud, para realizar estudio de la enfermedad en poblaciones humanas; el sujeto (s) de estudio son grupos de individuos que comparten algunas características que les reúne.	Los datos del perfil clínico y epidemiológico se acopiará previa revisión de cada uno de las historias clínicas, hoja de anamnesis y examen clínico de las gestantes que fueron diagnosticadas como cuadro clínico de	Perfil clínico de la hipertensión inducida por la gestación.	Cefalea	1. Si 2. No	Nominal
				Tinnitus/acufenos	1. Si 2. No	Nominal
				Epigastralgia	1. Si 2. No	Nominal
				Hiperreflexia	1. Si 2. No	Nominal
				Escotomas	1. Si 2. No	Nominal
				Presión arterial	1. ≥ 140/90 mmHg 2. ≥160/110 mmHg	De razón
				Edema periférico	1. Si 2. No	Nominal
			Perfil epidemiológico de	Edad	1. 10-19 años 2. 20-34 años	De razón

		hipertensión inducida por la gestación.	la hipertensión inducida por la gestación.		3. > de 34 años	
				Estado civil	1. Soltera 2. Casada 3. Conviviente	Nominal
			Características sociodemográficos.	Grado de instrucción	1. Analfabeta 2. Primaria 3. Secundaria 4. Superior	Nominal
				Lugar de procedencia	1. Urbana 2. Rural 3. Urbano marginal.	Nominal
				Raza	1. Negra 2. Blanca 3. Mestiza.	Nominal
			Antecedentes obstétricos.	Abortos	1. Ninguno 2. Uno 3. Dos a más	Nominal
				Paridad	1. Nulípara 2. Primípara 3. Multípara	De razón
				Edad gestacional	1 < de 37 semanas	Ordinal

					2. 37-40 semanas 3. > 40 -42 semanas	
				Numero de CPN	1. < de 6 CPN 2. > de 6 CPN	Nominal
				Tipo de parto	1. Cesárea 2. Vaginal	Nominal
				Restricción del crecimiento intrauterino	1. Sí 2. No	Nominal
			Antecedentes personales y familiares.	Hipertensión gestacional	1. Si 2. No	Nominal
				Diabetes	1. Si 2. No	Nominal
				Evaluación antropométrica al ingreso.	1. IMC bajo peso (<19.8) 2. IMC normal (19.8 – 26) 3. IMC sobrepeso (26.1 – 29) 4. IMC obesa (>29.1)	Ordinal

				Antecedentes familiares de hipertensión gestacional	1. Si 2. No	Nominal
				Antecedentes personales de hipertensión gestacional	1. Si 2. No	Nominal
				Hábitos de tabaco (fuma)	1. Si 2. No	Nominal
Variable dependiente: Hipertensión inducida por el embarazo. :	Es una patología obstétrica idiopática caracterizado por presencia de la presión arterial $\geq$ de 160/110 mmHg, después de las 20 semanas de gestación acompañado de	Gestante es diagnosticada al momento de la hospitalización, de acuerdo a la clasificación internacional de hipertensión inducida por el embarazo.	Tipo de morbilidad según cuadro clínico de HIE.	Hipertensión gestacional.	1. Si 2. No	Nominal
				Preeclampsia	1. Si 2. No	Nominal
				Preeclampsia leve/sin criterio de severidad	1. Si 2. No 3.	Nominal
				Preeclampsia severa/con criterio de severidad.	1. Si 2. No 3.	Nominal

	proteinuria mayor de 5 gramos en 24 horas seguido de otros síntomas como: edema, cefalea, acúfenos y fosfenos (sensación de ver manchas luminosas			Hipertensión crónica	1. Si 2. No 3.	Nominal
				Hipertensión crónica con preeclampsia sobre agregada.	1. Si 2. No	Nominal

3. MARCO TEÓRICO

3.1. Antecedentes de la investigación

(Mendoza Cáceres, y otros 2020) en el artículo científico titulado: Desenlaces materno-fetales de los embarazos con trastornos hipertensivos: Un estudio transversal. Objetivo: describir las características clínicas y desenlaces materno-fetales de las pacientes con esta patología, atendidas en el Hospital Universitario de Santander de Chile. Métodos: Estudio observacional retrospectivo de corte transversal. Se incluyeron las pacientes en estado de embarazo con diagnóstico de trastorno hipertensivo. Resultados: Se analizaron 181 historias clínicas; la edad de las pacientes osciló entre 14 y 44 años; el 43,7% eran primigestas; el 40,3% tuvo un cuidado prenatal inadecuado y el 27,5% tenía antecedente de trastorno hipertensivo en gestaciones previas. El 75,1% de las pacientes fueron clasificadas como preeclampsia, 18,2% con hipertensión gestacional, 4,4% con hipertensión más preeclampsia sobre agregada y 2,2% con hipertensión crónica. El 16,9% de las pacientes con preeclampsia debutaron antes de la semana 34, de las cuales el 91,3% tenían criterios de severidad; mientras que entre las demás, el 84% presentaron criterios de severidad. Conclusión: La preeclampsia fue el trastorno hipertensivo más frecuente, predominó la presentación tardía y severa con importantes tasas de complicación maternas y fetales.

(Gudeta y Regassa 2019) en investigación Hipertensión inducida por el embarazo y factores asociados entre las mujeres que asisten al servicio de parto en el Hospital Docente de la Universidad Mizan-Tepi. Etiopia; cuyo objetivo fue: evaluar la hipertensión inducida por el embarazo y sus factores asociados entre las mujeres que asisten al servicio de parto en la Universidad de Mizan-Tepi Teaching Hospital, Gebretsadikshawo hospital y Tepi Hospital General. Métodos: Se realizó un estudio transversal basado en un centro de salud del 1 de octubre al 30 de noviembre de 2016. Muestra 422 mujeres; se asignó proporcionalmente a los tres hospitales. Resultados: La prevalencia de hipertensión inducida por el embarazo fue de 33 (7,9%); de los cuales 5 (15,2%) hipertensión gestacional, 12 (36,4%) preeclampsia leve, 15 (45,5%) preeclampsia severa y 1 (3%) eclampsia. Antecedentes familiares positivos de hipertensión inducida por el embarazo [AOR5.25 (1.39-19.86)], enfermedades renales

(AOR 3.32 (1.04-10.58)), asma [AOR 37.95 (1.41-1021)] y edad gestacional (AOR 0.096 (0.04-23) fueron predictores de hipertensión inducida por el embarazo. Conclusión: La prevalencia de hipertensión inducida por el embarazo entre las mujeres que asistieron al servicio de parto fue del 7,9%. Tener antecedentes familiares de hipertensión inducida por el embarazo, enfermedades renales crónicas y edad gestacional fueron predictores de hipertensión inducida por el embarazo.

(Li, Binongo y Kancherla 2019) en su trabajo de investigación Efecto de la paridad en la hipertensión asociada al embarazo entre mujeres asiáticas americanas, en Estados Unidos su interés fue determinar si la hipertensión está asociada al embarazo (HAP) incluye hipertensión gestacional, preeclampsia y eclampsia. Aunque se ha informado un efecto protector de la paridad múltiple en la HAP en estudios anteriores, la asociación no se ha examinado entre las mujeres asiáticas estadounidenses en los EE.UU. Resultados: el 2.72% (IC 95% 2.66%, 2.79%) de las mujeres asiático americanas tenían HAP durante el embarazo. La paridad: las mujeres asiáticas estadounidenses que tuvieron 1-2 y 3 o más embarazos previos tuvieron probabilidades significativamente más bajas de HAP (aOR 0.61, IC 95% 0.58, 0.65; y aOR 0.62, IC 95% 0.57, 0,68, respectivamente) en comparación con las mujeres nulíparas. Conclusión: la nuliparidad se asocia significativamente con la HAP entre las mujeres asiáticas americanas.

(Martínez Sánchez, y otros 2018) en artículo científico sobre Perfil Clínico y Epidemiológico de Pacientes con Trastorno Hipertensivo Asociado al Embarazo, Medellín-Colombia, cuyo objetivo fue: describir las variables clínicas y sociodemográficas de mujeres con trastorno hipertensivo asociado al embarazo. Métodos: se realizó un estudio transversal. Muestra constituida por 50 pacientes con diagnóstico de hipertensión en el embarazo de una institución privada de Medellín. Para el análisis estadístico se utilizó el programa SPSS v. 20. Resultados: la edad promedio fue de 26,8 ± 5,9 años; predominaron las mujeres de raza mestiza (46 %), y nivel de escolaridad secundaria (38 %). En cuanto a las variables clínicas, 72 % correspondió a preeclampsia leve y 22 % a preeclampsia severa. Las manifestaciones clínicas más frecuentes fueron: edema (46 %), cefalea (62 %) y proteinuria (55 %). Los antecedentes personales con más proporción fueron: enfermedad renal (14 %) e hipertensión arterial

(6 %). Los antecedentes ginecobstétricos, 8 % de las mujeres presentó un episodio previo de hipertensión en el embarazo y 60 % de las pacientes eran primigestas. Conclusiones: la mayor parte nuestra población fueron mujeres jóvenes, primigestas, y de bajo estrato socioeconómico.

(Izaguirre 2015) realizo un estudio relacionado a Trastornos Hipertensivos del Embarazo: Clínica y Epidemiologia en el Hospital Regional Santa Teresa de Honduras, cuyo objetivo fue: describir las características clínicas y epidemiológicas de los trastornos hipertensivos del embarazo de la sala de partos del Hospital Regional Santa Teresa, Comayagua. Métodos: estudio observacional descriptivo. Muestra: población compuesta por 6,090 gestantes, de las cuales 361 (5.9%) presentaron enfermedad hipertensiva del embarazo. Estimación de tamaño muestral de 186 (51.5%, IC95%). Las variables incluyeron datos sociodemográficos, antecedentes gineco-obstétricos, manifestaciones clínico laboratoriales, diagnóstico, manejo terapéutico y complicaciones. Resultados: el 58.6% (109) tenían entre 19 a 35 años, 65.1% (121) con ≥ 5 cuidados prenatales. El signo clínico más frecuente edema 37.1% (69). La vía de parto frecuente fue vaginal 63.4% (118). El trastorno hipertensivo más frecuente fue la preeclampsia-eclampsia con un 65.1% (121) y la complicación más frecuente síndrome HELLP 3.7% (7). Conclusión: La prevalencia de los trastornos hipertensivos fue de 5.9% respectivamente.

(Pérez Moran y Saucedo 2017) realizaron trabajo de investigación sobre Perfil Clínico Epidemiológico de las gestantes con preeclampsia atendidas en el Hospital Regional II – 2 de Tumbes. Objetivo: determinar el perfil clínico y epidemiológico de la preeclampsia en gestantes del Hospital Regional de Tumbes. Metodología: estudio descriptivo, corte transversal, con enfoque metodológico cuantitativo y diseño no experimental. La muestra 101 historias clínicas. Resultados: el perfil clínico presentaron: edema (73,3%), cefalea (66,3) y epigastralgia (56,4%); en los exámenes auxiliares el ácido úrico fue ≥ 5 mg/dl (95,1%), el LDH ≥230 UI/ (70,3%) y plaquetas ≥ 150,000 mm3 (61,3%); en el perfil epidemiológico las características sociodemográficas fueron de raza mestiza (99%), convivientes (66.3%), secundaria (63,4%) y 57,4% procedían de zona rural; los antecedentes obstétricos el 100% fueron atendidas por un profesional obstetra en su cuidado prenatal, 90,1% tuvieron abortos y 68,3% tenían entre 37 a 40 años de edad; El 43,4% refirieron antecedentes de hipertensión arterial y 35,6% de diabetes. El 32,7% manifestaron antecedentes familiares de preeclampsia. Conclusión: el perfil clínico y epidemiológico de las gestantes con mayor frecuencia fueron: edema, cefalea, epigastralgia y raza mestiza, convivientes y educación secundaria respectivamente.

Igualmente; (Altamirano Guerrero 2016) en su trabajo de investigación realizado en relación al Perfil Clínico y Epidemiológico de la Paciente con Preeclampsia en el Hospital Belén de Trujillo, cuyo objetivo fue: determinar el perfil clínico y epidemiológico de la paciente con preeclampsia en el Hospital Belén de Trujillo, estudio descriptivo simple en 1418 historias clínicas. Resultados: el perfil clínico: según el tipo de preeclampsia el 32.09% presentaron preeclampsia leve y el 67.77 % preeclampsia severa, según los signos y síntomas, el 77.43% presentó edema, el 100% presión arterial alta, el 74.29% proteinuria, según las complicaciones; 5.43% presentó síndrome de HELLP, la vía de terminación del parto fue 22.57% vaginal, 77.43% por cesárea. Según el perfil epidemiológico de las pacientes con preeclampsia, el promedio de edad de las gestantes es de 26.47+/- 7.50 años; el 55.64% secundaria completa, 70.08 % estado civil de conviviente; el 27.36% reside en el Porvenir, el 22.36% en el distrito de Trujillo, el 99.92 % no presenta hábito de fumar, el 98.73 % no presenta antecedentes de hipertensión arterial, el 21.93% presentó historial de abortos, el 78.49% registró cuidado prenatal inadecuado.

(Minaya Mendez 2016) en estudio titulado: Características Clínicas y Epidemiológicas de los Trastornos Hipertensivos en el Embarazo, en el Hospital Víctor Ramos Guardia, Huaraz. Objetivo: determinar las características clínicas y epidemiológicas de los Trastornos Hipertensivos en el Embarazo. Metodología: estudio descriptivo, observacional y transversal. La muestra conformada por 150 historias clínicas de las gestantes que presentaron trastornos hipertensivos durante el embarazo. Resultados: Se observó que los síntomas más comunes fueron la cefalea (96%), escotomas(56.67%), edemas (48.00%), acúfenos (20%), epigastralgia (15.33%), dolor en el cuadrante superior derecho (10%), mientras que la edad materna estuvo conformada entre los 19 y 34 años (52.67%), Siendo las más propensas las nulíparas (61.34%), con un índice de masa corporal normal (52.67%), y con un embarazo pretérmino (56%), el estado civil por convivientes (59.33%), el grado el instrucción prevalece secundario (42.67%), en cuanto a la procedencia, la zona rural (67.33%), y de acuerdo a la clasificación, la preeclampsia severa, prevalece con un (67.33%), seguido de preeclampsia leve con (20.67%). Conclusiones: las características clínicas y epidemiológicas de los trastornos hipertensivos del embarazo que presentaron en mayor frecuencia fueron: cefalea, escotomas, edemas en mayores porcentajes, nulíparas, índice de masa corporal normal, embarazos pretérminos convivientes y grado de educación secundaria.

Además; (Romo Flores 2016) en estudio Características Clínico-Epidemiológicas de la Preeclampsia en el Hospital Nacional Ramiro Prialé, Huancayo, cuyo objetivo fue: determinar las características clínicas y epidemiológicas de la preeclampsia. Materiales y método: estudio retrospectivo, transversal, descriptivo. Muestra revisión de 140 historias clínicas de pacientes con diagnóstico de preeclampsia. Resultados: se observó que el mayor porcentaje de edad estuvo comprendido entre los 19 y 34 años (53,57%). Las más afectadas fueron las nulíparas (57,86%), aquellas con edad gestacional mayor de 37 semanas (52,86%); recibiendo cuidados prenatales adecuados según la norma vigente (51,43%). Dentro de los antecedentes de aborto previo a la gestación, solo 06 casos presentaron un aborto anterior (4,29%), 08 casos tenían antecedentes familiares de hipertensión arterial (5,8%) y 08 pacientes presentaron antecedentes personales de preeclampsia (2,8%). Los síntomas más comunes fueron cefalea (60%), escotomas o visión borrosa (8,57%), epigastralgia y/o dolor en hipocondrio derecho (20%), acúfenos (2,8%). La vía de culminación de parto en su mayoría fue abdominal (94,2%) e inducido (5,7%). En el diagnóstico la mayoría de pacientes (81,43%), presentó hipertensión asociada a uno o más de los criterios de severidad. Conclusiones: La mayoría de pacientes con preeclampsia, se consideraron dentro de los rangos normales y/o adecuados de las variables investigadas (edad, edad gestacional, paridad, número de atenciones prenatales, etc.); la cefalea fue el síntoma premonitorio predominante, el control de la presión arterial es fundamental en el manejo, solo se encontró un bajo porcentaje de preeclampsia recurrente en embarazos futuros.

(Sotelo Tineo 2016) ejecuto estudio Determinación del perfil epidemiológico de los trastornos hipertensivos del embarazo, en el Hospital "Daniel Alcides Carrión" de Huanta

– Ayacucho; cuyo objetivo fue: determinar el perfil epidemiológico de los trastornos hipertensivos del embarazo. Métodos: estudio cuantitativo, descriptivo retrospectivo, con muestra de 131 casos, en el periodo enero 2014 a diciembre 2016. Resultados: los trastornos hipertensivos del embarazo son frecuentes en mujeres con edades entre 16 a 30 años, con grado de instrucción secundaria 41.2% y primaria 40.5%, predominó el estado civil conviviente 44.3%, la procedencia rural 45% y urbano 34.4%. El peso materno más frecuente oscila entre 60 - 69 kilogramos (48.8%), la nuliparidad se relaciona a preeclampsia leve 41.2% y a preeclampsia severa 42.6%, el síntoma principal fue la cefalea (39.7%) y 45.8% tuvieron más de 6 cuidados prenatales. El 61.1% de casos se diagnosticó durante el embarazo, con mayor frecuencia entre las 37 - 40 semanas (64.1%), 32.1% se diagnosticó durante el parto y 6.8% durante el puerperio. El 71.7% logró un embarazo a término, 25.2% pretérmino y 3.1% post término, la vía de parto más frecuente fue vaginal 51.9% y cesárea 48.1%. La mortalidad fetal fue 4.6% y mortalidad materna 0.8%. La incidencia anual del 2014, 2015 y 2016 fue 26.7%, 30.5% y 42.7% respectivamente, distribuidas en 51.9% preeclampsia leve, 41.2% preeclampsia severa, 2.3% síndrome de Hellp, 2.3% preeclampsia sobreagregada a hipertensión crónica, 1.5% eclampsia y 0.8% hipertensión crónica. Conclusiones: Existe tendencia al incremento de casos de trastornos hipertensivos del embarazo, con mayor incidencia la preeclamsia leve, preeclampsia severa y síndrome Hellp.

(Llanca Ramos 2016) en trabajo de investigación Perfil epidemiológico clínico y resultados perinatales de gestantes con la preeclampsia en el Servicio de Obstetricia del Hospital III Daniel Alcides Carrión ESSALUD Tacna. El objetivo general fue determinar el perfil epidemiológico - clínico y los resultados perinatales de gestantes con preeclampsia. Diseño de investigación: la población de estudio fueron todas las gestantes atendidas en el periodo de Julio a diciembre 2016 con diagnóstico de preeclampsia (N=43). El diseño fue observacional, retrospectivo y transversal. Resultados: se encontró que predominó el nivel educativo superior (86%), la nulípara (46,5%), embarazos a término (83,7%). Conclusión: el perfil se caracteriza por pacientes con edades 20 a 35 años (67,4%), con antecedente de hipertensión gestacional (39,5%); presencia de síndrome de Hellp (7%); preeclampsia leve (62,8%), perfil toxémico alterado (30,2%);

parto por cesárea (46,5%); peso del neonato adecuado (68,9%) y Apgar vigoroso (97,8%) y mayormente sin morbilidad neonatal (86,7%).

(Lajo Valle 2015), realizo estudio sobre Características Epidemiológicas de las Pacientes con Preeclampsia en el Hospital Base Carlos A. Según Escobedo, EsSalud, de Arequipa, cuyo objetivo fue: describir las características epidemiológicas de la preeclampsia en gestantes. Metodología: estudio descriptivo, observacional, retrospectivo de corte transversal. Muestra: 215 historias clínicas de las gestantes con diagnóstico de preeclampsia leve 36,28% y severa en 63,72%. Resultados: el 45,11% de 35 a más años, el 31,16% tuvo sobrepeso y 61,40% eran obesas, 62,33% nulíparas, 6.51% de gestantes fue embarazo múltiple. La vía de terminación del embarazo fue cesárea en 94,41% de pacientes. El principal síntoma, cefalea (84,65%,), alteraciones visuales (69,77%) y epigastralgia (37,20%). En 39,53% de gestantes no se presentaron complicaciones, además; 33.63% de recién nacidos fueron pretérminos de 28 a 33 semanas en tanto que un 34.94% fueron prematuros de 34 a 36 semanas y solo un 3.05% pretérminos menores a 28 semanas (Total parto pretermino: 67,87%). Conclusiones: las características epidemiológicas de gestantes con cuadro clínico de preeclampsia con mayor significancia fueron: edad mayor de 35 años, sobrepeso, obesidad, cefalea, alteraciones visuales y epigastralgia respectivamente.

3.2. Bases Teóricas

3.2.1. Perfil Clínico de la Hipertensión Inducida por el Embarazo (HIE)

El perfil clínico de la HIE, se pueden manifestar desde leves hasta graves que ponen en peligro la vida, pueden desarrollarse gradualmente durante varias semanas o aparecer súbitamente. (NICE 2013)

Por convención, la clínica de la HIE, son el incremento de los niveles de presión arterial sistólica $\geq$ 140 mm Hg y diastólica $\geq$ 90 mm Hg, confirmados por dos lecturas en reposo de cuatro a seis horas de diferencia, en gestación mayor de 20 semanas. El grado de hipertensión y proteinuria materna, así como la presencia/ausencia de otras manifestaciones clínicas de la enfermedad son muy variables. (NICE 2013)

Aproximadamente el 25 % de las mujeres afectadas por la HIE desarrollan uno o más de los siguientes síntomas inespecíficos, que caracterizan el espectro severo de la enfermedad y significan la necesidad de una evaluación y hospitalización urgente, si hay presencia de: (B. Sibai 2008) (IMP 2017)

3.2.2. El perfil Clínico de la Preeclampsia Severa.

Hasta la actualidad a a nivel mundial, la única forma de detectar gestantes con riesgo de desarrollar preeclampsia se realiza solo por medio de la identificación de los factores de riesgo; por ello en el presente estudio se abordara solo los principales perfiles clínicos de la preeclampsia que incluyen los signos y síntomas premonitorios tales como: cefalea, tinnitus, fosfenos, e hiperreflexia en el cual, el área más sensible en la preeclampsia es la occipital ya que es una zona intermedia entre dos territorios vasculares, también relacionados con la severidad del síndrome; el porcentaje de pacientes que cursan cuadro clínico de preeclampsia asintomáticas varía aproximadamente desde 40 hasta 70%, el perfil clínico de pacientes con diagnóstico de preeclampsia severa demostrado hasta la actualidad son: (Avena, Joerin y Dozdor 2012) (Villanueva y Alanis 2010) (ACOG 2013)

1. El sistema vascular.

A nivel cerebral es muy sensible, en gestantes que cursan cuadro clínico de preeclampsia; además presentan marcado vasoespasmo cerebral, se debe tener en cuenta que el grado de vasoespasmo no siempre se correlaciona de manera evidente con la presión arterial, puesto que en un porcentaje aproximado de hasta 20% de gestantes puede debutar con cifras normales o límite de la presión arterial. (Pellicer 2013)

2. La epigastralgia.

Cuando está presente, es un síntoma cardinal extremadamente grave, se caracteriza por un dolor severo constante que a menudo comienza en la noche alcanzando su máxima intensidad en la zona retroesternal bajo o a nivel de epigastrio puede irradiar inclusive hacia el hipocondrio derecho o a la espalda. Se produce por una alteración del hígado, comúnmente suele ser subclínica, que puede cursar con náuseas, vómito y dolor en el epigastrio, seguido de dolor en hipocondrio derecho y la presencia de ictericia no es predominante, esto es secundario cuando se produce distensión de la capsula de Glisson, producido por la obstrucción al flujo sanguíneo en las sinusoides hepáticas por abundante depósito de fibrina. En algunas gestantes con esta clínica podrían llegar a desarrollar alteraciones en el tiempo de coagulación sanguínea y deshidrogenasa láctica. (Rolfes y Ishhak 2013) (ACOG 2013)

3. Cefalea.

También, es un síntoma cardinal propio de la preeclampsia, pudiendo ser temporal, frontal, occipital o difuso, el dolor generalmente tiene un carácter pulsátil, pudiendo ser también tipo penetrante. (Shah y Rjamani 2011) (ACOG 2013)

4. Síntomas visuales.

Cuando están presentes, son síntomas cardinales de la preeclampsia, son causadas en parte, por espasmo arteriolar, los síntomas incluyen: visión borrosa, fotopsia y escotomas, además, diplopía o amaurosis fugaz (ceguera solo en un solo ojo). (Errera, Kohly y Da Cruz 2013) (ACOG 2013)

5. La hipertensión arterial.

Esta clínica de producirse hipertensión arterial durante el embarazo, los valores deberían hallarse en cifras ≥140mmHg y/o presión arterial diastólica ≥ de 90mmHg, determinadas por lo menos en dos ocasiones, separadas por un mínimo de 4-6 horas, no siendo así en casos clínicos de preeclampsia grave donde la presión arterial sistólica es ≥ 160mmHg y presión arterial diastólica ≥110mmHg, estos datos son importantes para el diagnóstico de casos clínicos de preeclampsia. (ACOG 2013) (Hurtado, M° del Mar Sánchez y Valerde 2015)

6. Edema periférico.

En la actualidad el edema ya no está incluido para el diagnóstico de casos clínicos de preeclampsia, puesto que aparece aproximadamente en 80% de las gestantes; pero es conveniente considerar a los edemas patológicos que aparecen en supra pubis, facial y manos siendo comunes en gestantes que desarrollan cuadro clínico de preeclampsia influyendo en la ganancia ponderal del peso considerándose anormales, debiendo apreciar clínicamente por la depresión que deja la presión de los dedos sobre cara interna de tibia. (Vázquez Lara 2013)

7. Exámenes auxiliares de Laboratorio.

Respecto a los exámenes auxiliares de laboratorio, es conveniente que, antes de interpretar los valores, se debe tener en cuenta los cambios fisiológicos que sufren los órganos y/o sistemas de la gestante durante el embarazo normal, puesto que los valores de hemoglobina y hematocrito cuyos valores por encima de 37% o hemoglobinemias mayores de 12g/Dl son compatibles con una probable hemoconcentración de la hemoglobina lo cual en cuadro clínico de preeclampsia puede producir anemia hemolítica con esquistosis. (ACOG 2013) (IMP 2017)

8. Recuento plaquetario.

Los recuentos plaquetarios se consideran normales si las cifras son mayores de 150,000/mm3, que tienden a la disminución a medida que se agrava la preeclampsia, representando como una de las principales alteraciones en casos de síndrome de hemolisis, con incremento de enzimas hepáticas y trombocitopenia (HELLP); la trombocitopenia es el principal hallazgo hematológico frecuentemente observado en casos clínicos de preeclampsia, con daño endotelial difuso produciendo agregación plaquetaria en las paredes del endotelio. (ACOG 2013) (IMP 2017)

9. La creatinina.

La creatinina en el embarazo normalmente tiende a la disminución, siendo el límite superior de 0,8mg/dl, es sabido que en un embarazo normalmente ocurre un incremento de la función renal por las modificaciones propias de la gestación, incrementándose aproximadamente de 35 hasta 50%, en cuadros clínicos de preeclampsia se mantienen normales los rangos de creatinina. (ACOG 2013) (IMP 2017)

10. El ácido úrico.

El ácido úrico, en una gestación normal generalmente desciende tomando valores de 3,1 a 0,8mg/dl, mientras que en casos clínicos de preeclampsia sus valores se hallan sobre 5mg/dl; el incremento se debería probablemente a la disminución de volumen de plasma sanguíneo renal, por un aumento de la oxidasa secundario a fenómenos de hipoxia que generan activación endotelial difusa, capaces de perturbar la función endotelial y contribuyen en la patogénesis de la preeclampsia. (IMP 2017) (Cunningham 2014)

11. Proteinuria.

La proteinuria se define a la excreción urinaria de proteínas mayor igual a 0,3g en orina de 24 horas; ante este hallazgo se considera de importancia el descarte de la infección del tracto urinario; las recientes investigaciones sostienen la no existencia de una relación entre la cantidad de proteína en orina y el pronóstico de la preeclampsia, entonces la proteinuria mayor de 5g ya no se considera como un criterio de importancia para cuadro clínico de preeclampsia. (ACOG 2013) (IMP 2017)

12. Valores de Lactato deshidrogenasa

El incremento de los valores de la enzima hepática LDH, se vincula generalmente con el grado de hemolisis y con el daño hepático en gestantes con preeclampsia; dependiendo del método de procedimiento en laboratorio, se consideran valores normales aquellos valores por debajo de 230UI/l, superando a valores de 600UI/l en casos de síndrome de HELLP. (ACOG 2013) (IMP 2017)

Es importante mencionar que los cambios patogénicos placentarios asociados con cuadro clínico de preeclampsia suelen ocurrir semanas o meses antes del desarrollo de las manifestaciones clínicas; el desarrollo gradual de la hipertensión y disminución de plaquetas, en el embarazo es debido usualmente a la preeclampsia en mayor porcentaje en primigesta; en la mayoría de las pacientes se manifiesta clínicamente en la segunda mitad del embarazo (>20 semanas), acompañado de síntomas que pueden retrasar su inicio en el momento de parto e inclusive en etapa puerperal hasta 7 días, además; es importante tener presente que es inusual la presencia de signos y síntomas de preeclampsia antes de las 20 semanas de gestación. (Sibai, Dekker y Kupferminc 2015) (ACOG 2013) (IMP 2017)

Se citan los síntomas que se manifiestan en pacientes gestantes con HIE.

a. Los síntomas cerebrales:
    - Vértigo
    - Somnolencia
    - Cefalea intensa
    - Visión borrosa
    - Diplopía
    - Amaurosis
    - Irritabilidad y
    - Convulsiones.
b. Los síntomas cardíacos:
    - Disnea
    - Taquicardia
    - Edema de pulmón.
c. La afectación hepática puede manifestarse en forma de:
    - Náuseas
    - Vómitos
    - Dolor epigástrico o en hipocondrio derecho
    - Ictericia o abdomen agudo.
d. El trastorno renal puede dar lugar a:
    - Oliguria
    - Anuria
    - Ganancia rápida de peso y
    - Hematuria. (Sibai, Dekker y Kupferminc 2015) (IMP 2017)

Además; algunas manifestaciones hematológicas como las encías sangrantes, las petequias o las hemorragias graves.

Las gestantes asintomáticas con HIE no grave pueden ser seguidas de cerca como pacientes ambulatorios siempre que el cuidado prenatal sea con frecuencia accesible al establecimiento de salud y el estado materno y fetal sea estable a lo largo del embarazo, el examen auxiliar laboratorial de rutina con sospecha de preeclampsia por hipertensión y proteinuria o hipertensión y los signos y síntomas asociados con el extremo severo del espectro de la HIE, tales como: cefalea, migraña, escotomas, dolor epigástrico, edema pulmonar, etc. deben tener un recuento sanguíneo completo, nivel de creatinina, urea, química hepática y determinación de proteína urinaria (relación proteína: creatinina o proteína de orina de 24 horas y la terminación del filtrado glomerular). (B. Sibai 2008) (IMP 2017)

3.2.3. Perfil Epidemiológico de la HIE.

El perfil epidemiológico es un procedimiento de análisis fundamentado en la epidemiologia descriptiva, para caracterizar las situaciones esenciales asociados a la ocurrencia de ciertos eventos y su impacto en el colectivo de una población; representa un instrumento científico, metodológico, aplicativo para identificar, priorizar y buscar alternativas de solución a través del análisis de la situación en salud de los perfiles de necesidades en salud y problemas jerarquizados por situaciones que interactúan cotidianamente en el seno de las instituciones. Son aquellos rasgos que tiene la paciente, que permiten el estudio de la distribución y los determinantes en relación a la HIE. (Leon Gordis 2014)

A. La Epidemiologia de la Preeclampsia Severa

En la epidemiología de la preeclampsia severa se encuentran varios factores que contribuyen al cuadro clínico, en el presente estudio solo se han considerado algunas principales características epidemiológicas, tales como:

1. Raza

Hasta hace poco era un factor irrelevante en España, ya que la diversidad de razas era mínima; pero en países donde conviven varias razas sí se han encontrado diferencias, aunque no es posible discernir si este factor está condicionado por otros (económicos, culturales, etc.). Algunos autores refieren una menor incidencia de HIE en la raza blanca. Otros autores, no encuentran diferencias entre personas blancas y personas negras en poblaciones de Estados Unidos. (B. M. Sibai 2002)

2. Lugar de residencia

Es el área geográfica del cual procede o reside la gestante, también definido como la residencia habitual de la mujer o lugar donde vivió durante el embarazo siendo rural o urbano; algunos estudios determinaron que la vida en el medio urbano, por ser más estresante, predisponía a la HIE. Además; se sostienen que, las mujeres que proceden de las zonas rurales, por tener menor acceso a los servicios de salud, son propensas a desarrollar complicaciones durante el embarazo, principalmente preeclampsia considerado en el Perú como la segunda causa de muerte materna; sumado a la distancia entre su residencia y el establecimiento de salud, y a su nivel cultural bajo desconocen algunos signos y síntomas de alarma de las patologías acudiendo tardíamente, muchas veces comprometen a su estado de salud inclusive muerte materna y perinatal en las gestantes (IMP 2015-2016). (Sibai, Dekker y Kupferminc 2015)

3. Grado de instrucción

En el Perú como en otros países en vías de desarrollo, epidemiológicamente y socialmente, es coincidente con el problema de muchas mujeres principalmente sin nivel educativo o con un nivel primario incompleto; las cuales incrementan a u mayor riesgo de presentar cuadro clínico de preeclampsia; mientras que los niveles secundario y/o superior a la luz de las investigaciones se consideran como factores protectores para no desarrollar dicha patología, probablemente la fortaleza de su nivel educativo hace comprender la importancia del cuidado de su salud y a las gestantes el cuidado prenatal precoz y regular en caso de las gestantes. (ACOG 2013) (Fescina, y otros 2011)

4. Ocupación

   Existen condiciones de trabajo que pueden exponer la vida de la madre como del neonato, además; existen mayores porcentajes de gestantes que realizan trabajo físico, al mantenimiento de la actividad laboral hasta etapas más avanzadas del embarazo. (Fescina, y otros 2011)

5. Nivel socioeconómico

   Durante mucho tiempo se pensó que la preeclampsia era una enfermedad de las clases altas. Posteriormente, algunos investigadores determinaron que las malas condiciones socioeconómicas también favorecen la aparición de HIE, fundamentalmente las formas más graves. (ACOG 2013)

6. Número de cuidados prenatales reenfocadas (CPN)

   La atención prenatal, en la actualidad continua siendo uno de los problemas de salud obstétricos en particular en el Perú como en Ancash inclusive incluido en otros países en vías de desarrollo, debido a que se presentan muchas situaciones tales como: dificultad para acceso a servicios de salud, nivel educativo, costos etc., que no les permite acceder en forma oportuna y con regularidad a un establecimiento de salud para su atención por un profesional de, salud calificado en forma oportuna y cumplir con sus cuidados prenatales con regularidad, calidez y calidad y respeto a su identidad cultural si la gestante procede de zonas rurales. El Ministerio de Salud del Perú considera atención prenatal optimo cuando la gestante ha recibido seis CPN y no optimo: ninguno o menor de seis CPN. (MINSA/DGSP 2013)

7. Nutrición

   El Comité de expertos de la OMS en 2013 concluyó que los factores nutricionales no tienen importancia en la génesis de la preeclampsia. No obstante, algunos autores encuentran mayor incidencia de preeclampsia en mujeres con dietas pobres en hierro o en calcio y ricas en colesterol y en ácidos grasos. (ACOG 2013)

8. Edad

Existe acuerdo unánime en la literatura médica acerca de la mayor frecuencia de los HIE en las edades extremas de la vida reproductiva (menos de 20 años y más de 35 años). (Muñoz 2014)

9. Gravidez y paridad

Las mujeres expuestas por primera vez a las vellosidades coriónicas tienen muchas más probabilidades de padecer algún trastorno hipertensivo del embarazo, en los diferentes estudios realizados se ha demostrado que la primigravidez es un factor de riesgo importante para padecer preeclampsia; siendo más frecuente en el primer embarazo que en los siguientes. (Muñoz 2014) (Sibai, Dekker y Kupferminc 2015)

Tanto es así que, si la mujer ha tenido un aborto anterior, esta circunstancia tiene efecto protector, y si los embarazos son de maridos diferentes, las posibilidades HIE con la segunda pareja son las mismas que si la mujer es primigrávida. (ACOG 2013)

Respecto a la paridad, muchos investigadores encuentran un aumento de la preeclampsia en las grandes multíparas, achacando este hecho al mejor control actual de las primeras gestaciones y a la existencia de preeclampsia sobreañadida a hipertensión crónica no diagnosticada. (ACOG 2013) (IMP 2017) (B. M. Sibai 2002)

10. El Aborto

Muchos investigadores han evidenciado que el antecedente de tener 2 o más abortos espontáneos incrementa el riesgo de desarrollar cuadro clínico de preeclampsia, en contraste los tipos de aborto provocado disminuye el riesgo de preeclampsia. (Dempsey, y otros 2013)

11. Constitución

Los trastornos hipertensivos son más frecuentes en mujeres de talla baja. (ACOG 2013)

12. Historia familiar de preeclampsia

Se ha encontrado una cierta tendencia hereditaria a padecer preeclampsia en mujeres de una misma familia. (ACOG 2013)

13. Enfermedades maternas

Diabetes, hipertensión (15-25%), enfermedades y malformaciones renales o vasculares predisponen a padecer HIE; siendo aproximadamente 10 veces más frecuente en pacientes que padecen de diabetes. (ACOG 2013)

14. Tabaquismo

Aunque los resultados encontrados en la literatura médica son contradictorios, muchos investigadores sostienen que las gestantes fumadoras padecen menos HIE. Además; se le atribuye a situaciones obstétricas como: ganancia ponderal excesiva, embarazo múltiple, embarazo molar, hidramnios, hidrops fetal o presencia de fetos malformados se asocian frecuentemente a la HIE. (B. M. Sibai 2002)

15. Ganancia de Peso

La ganancia de peso durante el embarazo es un acontecimiento complejo, que está influenciado no solo debido a los cambios fisiológicos y metabólicos maternos, sino también por el metabolismo placentario; la Organización Mundial de la Salud ha recomendado la evaluación del estado nutricional de las gestantes por medio del Índice de Masa Corporal (IMC), cuya fórmula consiste en la división del peso (kg) sobre talla (m) elevado al cuadrado. Aumenta desde 4.3% para mujeres con IMC menor de 19.8 kg/m2 hasta 13.3% en aquellas con un IMC de más de 35 kg/m, otros autores han encontrado que in IMC > 29.0 kg/m2 (mujeres obesas), aumenta 2.5 veces el riesgo de hipertensión gestacional y 2.7 veces el riesgo de preeclampsia, en comparación de aquellas mujeres que tienen un IMC entre 19.8 kg/m2 - 26.0 kg/m2, (Pajuelo 2014) Moreno y col. encontraron que la preeclampsia está fuertemente relacionada al peso incrementado antes de la gestación y a algunos otros factores de riesgo, como la edad madura y el antecedente de preeclampsia en embarazos previos. La evaluación nutricional, se considera:

- Bajo peso: < 18,5 ganancia de peso: 12,5 a 18 Kg.
- Normal: 18,5 a 24,9 ganancia de peso: 11,5 a 16 Kg.
- Sobrepeso: 25 a 29,9 ganancia de peso: 7 a 11,5 Kg.
- Obeso: ≥ 30 ganancia de peso: 5 a 9 Kg (61,62). (Pajuelo 2014) (MINSA, Guía técnica para la valoraciòn nutricional antropométrica de las personas adultas 2012)

16. Edad gestacional

Es la duración del embarazo calculado desde el primer día de la última menstruación normal, hasta el nacimiento o hasta el evento gestacional en estudio; la edad gestacional se expresa en semanas. (Muñoz 2014) Además; se considera pre termino: menor de 37 sem, a término: entre 37sem y menor de 42 sem y post termino mayor o igual a 42 sem. (MINSA/DGSP 2013)

17. Estado Civil

Es la condición de una mujer gestante según el registro civil en función de si tiene o no pareja formal o no; siendo el estado civil soltera incrementa el riesgo del padecimiento de la preeclampsia con relación a las casadas, convivientes; se asume la relación probablemente con la desprotección social y familiar en dichas mujeres, sumado al estrés y violencia situación visiblemente persistente caso Perú. (Fescina, y otros 2011)

18. Antecedentes familiares de Preeclampsia

Muchos investigadores a nivel mundial, nacional y local han demostrado con evidencia científica el incremento de riesgo de padecer preeclampsia si tuvieron el antecedente familiar en hijas y/o hermanas de mujeres que sufrieron cuadro clínico de preeclampsia durante el embarazo. además, se sostiene que los familiares de primer grado de consanguinidad de una mujer que ha padecido de preeclampsia tienen de 4 a 5 veces mayor riesgo de presentar preeclampsia cuando se embarazan. Igualmente, aquellos familiares de segundo grado también tienen de 2 a 3 veces mayor riesgo de padecer preeclampsia, en comparación con mujeres cuyos familiares no han presentado historia de preeclampsia; entonces. existe asociación entre el antecedente de preeclampsia y el riesgo de padecer esta patología en el embarazo actual. (Oyarzún 2014) (ACOG 2013)

3.2.4. Hipertensión Inducida por el Embarazo (HIE).

El presente trabajo de investigación científica adoptó la definición de la HIE, de la American College of Obstetrician and Gynecologist (Colegio Americano de Obstetras y Ginecologos), publicado a fines del 2013 el documento Hypertension in Pregnancy. (ACOG 2013)

En dicho documento consensuaron en mantener el esquema de clasificación introducida en 1972 por ACOG y modificadas en 1990 y 2000 por el Grupo de Trabajo del Programa Nacional de Educación en Hipertensión, han eliminado la dependencia del diagnóstico de la Preeclampsia (PE) en la proteinuria. Así, cuando no hay proteinuria, se diagnostica PE cuando existe hipertensión arterial que está asociada a:

- Plaquetopenia (plaquetas menos de 100 000/mL)
- Función hepática alterada (aumento de transaminasa en sangre al doble de su concentración normal)
- Insuficiencia renal manifiesto (creatinina en sangre mayor de 1,1 mg/dL o el doble en ausencia de otra enfermedad renal)
- Edema pulmonar o aparición de alteraciones cerebrales o visuales.

En la PE severa, se manifiesta los siguientes:

- Hipertensión ≥160/110 mmHg o más en dos ocasiones separadas por 4 horas
- Plaquetopenia (< de 100mil)
- Enzimas hepáticas el doble de lo normal
- Dolor severo persistente en hipocondrio derecho o epigastrio, sin respuesta a analgésicos

- Insuficiencia renal progresiva
- Edema pulmonar y
- Alteraciones cerebrales o visuales. (ACOG 2013) (IMP 2017)

1. Clasificación de la Hipertensión Arterial (HTA)

A. HTA pre-existente (Crónica). Cuando se diagnostica antes del embarazo o durante las primeras 20 semanas de la gestación y persiste cuando se evalúa 12 semanas después del parto. (ACOG 2013) (IMP 2017)

B. HTA Gestacional. Se considera a grupos de gestantes que han sido diagnosticada después de las 20 semanas, en una paciente previamente normotensa, caracterizado por la aparición de hipertensión arterial asociada a proteinuria. El diagnóstico inicial debe ser cauteloso ya que aproximadamente un 50% de las mujeres con diagnóstico de HTA gestacional desarrollan una preeclampsia. Si la paciente consulta luego de las 20 semanas de gestación el diagnóstico definitivo se realiza cuando la PA retorna a valores normales luego de las 12 semanas posparto, para diferenciar de la HTA crónica. (ACOG 2013) (IMP 2017)

C. Preeclampsia. Es un trastorno de la gestación que presenta manifiesta HTA después de las 20 semanas de embarazo y presencia de proteinuria ≥ 300mg/24 horas (aunque este parámetro no es necesario de acuerdo a las actuales normas del ACOG), en una paciente previamente normotensa. En esta etapa está comprobada la existencia de una lesión multisistémica comprometiendo principalmente a la placenta, riñón, hígado, cerebro, y otros órganos. (ACOG 2013) (IMP 2017)

La preeclampsia se subclasifica en:

1. Preeclampsia leve o sin criterios de severidad. Es aquella gestante cuya presión arterial sistólica es ≤ 160mmHg y presión arterial diastólica ≤ 110mmHg, proteína cualitativa de 1+ o 2+ (ácido sulfosalicilico) o con proteinuria cuantitativa ≥ 300mg en orina de 24 h y que no presenta daño de ningún órgano blanco.

2. Preeclampsia severa o con criterios de severidad. Es aquella preeclampsia que necesariamente está asociada a uno de los siguientes criterios clínicos:

- Presión arterial sistólica $\geq$ 160mmHg y diastólica $\geq$ 110mmHg.
- Deterioro de la función hepática, enzima hepática elevada (TGO) dos veces del valor normal, dolor en cuadrante superior derecho o en zona de epigastrio, que no cede a fármacos analgésicos.
- Trombocitopenia > 100,000/mm^3
- Creatinina > 1.1mg/dl
- Edema pulmonar
- Trastornos cerebrales repentinos, acompañado de trastornos visuales. (ACOG 2013) (IMP 2017)

D. Hipertensión crónica con preeclampsia sobreagregada. Es aquella paciente que padece HTA crónica, quienes luego de las 20 semanas de gestación presentan proteinuria. Si presentan proteinuria previa o consultan tardíamente la presencia de un aumento brusco de los valores de PA o de pródromos de la eclampsia puede ser útil para su diagnóstico, también pueden manifestar elevación de 15mmHg de la presión diastólica y/o 30mmHg de presión sistólica relacionado a sus valores basales. (ACOG 2013) (IMP 2017)

4. MATERIALES Y MÉTODOS

5.1. Tipo de estudio

El estudio es descriptivo, transversal, retrospectivo, para conocer el perfil clínico y epidemiológico de la gestante con Hipertensión Inducida por el Embarazo.

(Londoño 2014), menciona que el estudio descriptivo forma una gran parte de las investigaciones epidemiológicas y se define cuando se tiene una variable compleja a estudiar y los estudios retrospectivos se basan en eventos ya acaecidos relacionados con la enfermedad; asimismo, el estudio es transversal debido a que las variables son sometidas en un determinado periodo de tiempo y espacio.

5.2. Diseño de la investigación

La investigación corresponde al diseño no experimental, porque no se manipuló deliberadamente a la variable independiente, de corte transversal ya que los datos se recolectaron en un solo momento del tiempo. (Leon Gordis 2014)

5.3. Población o universo

El estudio se realizó en el Hospital Víctor Ramos Guardia de Huaraz, considerado de categoría II-2, de nivel de atención, ubicado en el distrito de Huaraz, departamento Ancash.

La población objetivo estuvo constituida por todas las pacientes gestantes con diagnóstico de Hipertensión inducida por el embarazo que culminaron su parto en dicho establecimiento de salud durante el año 2019, con un total (N) de 160, pacientes, las cuales cumplieron los siguientes criterios:

a. Criterio de inclusión:

- Historias clínicas de gestantes mayores a 20 semanas
- Historia clínica con PA sistólica ≥140mmHh y PA diastólica ≥ de 90 mmHg.
- Historias clínicas de pacientes con diagnóstico de Hipertensión inducida por el embarazo, atendidas en el período de estudio.
- Historias clínicas con datos completos.

- Pacientes cuyo parto fue atendido en el Hospital Víctor Ramos Guardia.

b. Criterio de exclusión:

- Historias clínicas de gestantes menores de 20 semanas
- Historia clínica con Presión arterial normal
- Historias clínicas de pacientes sin diagnóstico de Hipertensión inducida por el embarazo, atendidas en el período de estudio.
- Historias clínicas sin datos incompletos
- Pacientes cuyo parto no fue atendido en el Hospital Víctor Ramos Guardia.

5.4. Unidad de Análisis y Muestra.

5.4.1. Unidad de Análisis:

Estuvo constituida por cada uno de las historias clínicas de pacientes con diagnóstico de hipertensión inducida por el embarazo que fueron atendidas en el periodo de estudio.

5.4.2. Muestra

En concordancia con el tipo de investigación, los objetivos y el alcance de las contribuciones que se pretendió realizar con el estudio, se utilizó el muestreo no probabilístico o dirigido, correspondiendo la muestra de 131 historias clínicas; 29 historias clínicas han sido depurados por no contar con datos completos.

5.5. Instrumento de recolección de datos

La recolección de la información se realizó, tomando como fuente secundaria las historias clínicas del Departamento de Ginecología y obstetricia del Hospital Víctor Ramos Guardia.

Para ello se utilizó una ficha de recolección de datos (Anexo 1), con ítems y alternativa de una sola respuesta, distribuido de la siguiente manera:

1° Perfil clínico:

- Examen clínico: 7 ítems

2° Perfil epidemiológico:

- Datos sociodemográficos: 5 ítems
- Antecedentes obstétricos: 6 ítems
- Antecedentes personales: 6 ítems

3° Clasificación de la hipertensión inducida por el embarazo: 5 ítems.

El instrumento de recopilación de datos fue sometido a la prueba de juicio de expertos para su validación (Anexo 2), para lo cual se consultó opinión a dos médicos ginecoobstetras y dos obstetras.

Confiabilidad. Debido al tipo de estudio se procedió a realizar la confiabilidad del instrumento en una muestra piloto de 10 historias clínicas, mediante el Coeficiente confiabilidad alfa de Crombach (Anexo 3), por tratarse de variables de respuesta dicotómicas, el cual salió confiable, por lo que se procedió a su aplicación.

5.6. Análisis estadístico e interpretación de la información.

Para el análisis estadístico se tuvo en cuenta la elaboración de una base de datos luego con la información recogida se tabulo los mismos en el programa Excel 2019, luego se exporto al programa SPSS versión 25, donde se pasó el control de calidad y luego de ello se elaboraron las tablas de distribución de frecuencias teniendo en cuenta las variables y sus dimensiones, con sus respectivas frecuencias absolutas simples y relativas simples porcentuales, las mismas que se presentan en los resultados, con su respectiva interpretación.

5.7. Ética de la investigación

La recolección de la información se ejecutó mediante una ficha de recolección de datos, en el cual no se comprometió la privacidad directa de las pacientes motivo de estudio.

Al establecer las pautas iniciales de esta investigación desde el punto de vista ética se opta por ceñirse estrictamente a lo establecido en los principios Básicos y Operacionales de la Declaración de Helsinki, la cual fue promulgada por World Medical Association (Asociación Médica Mundial) como un cuerpo de principios éticos que deben guiar a la comunidad médica y otras personas que se dedican a la investigación con seres humanos, siendo considerado como el documento más importante en la ética de la investigación en ciencias de la salud. (AMM 2013)

De esta manera en el estudio se consideró los siguientes principios:

a) Principios Básicos:

Principio de privacidad y confidencialidad. No se expondrá la privacidad de las usuarias, por lo cual se incluirán datos obstétricos y patológicos, por lo que no se tomara en cuenta sus nombres, domicilio, ningún dato que pueda perjudicar la integridad de las personas en estudio, todo esto en cumplimiento de las leyes y regulaciones (Artículo 9).

Así mismo; se prestará especial vigilancia de la creciente vulnerabilidad de los individuos (Artículo 8). (AMM 2013)

Principio de justicia. Todos los datos obstetricias que se obtendrá en el estudio merecen la misma consideración, sin discriminación de raza, ideas, creencias y posición social.

Principios de beneficencia. Se procurará el mayor beneficio posible, basado en las potenciales aplicaciones de los resultados del presente trabajo de investigación, para que las mujeres gestantes sean la prioridad más importante en la salud.

Principio de Ambiente. Al realizar el estudio se presentará la atención adecuada para que no se dañe el medio ambiente.

b) Principios Operacionales:

El presente proyecto de investigación se basará en un conocimiento cuidadoso del campo científico (Artículo 11) y será conducida y manejada por la investigación bajo la supervisión de un asesor (Artículo 15) usando protocolos aprobados, sujeta a una revisión ética independiente y la supervisión de jurados correctamente convocados y previamente asesorados (Artículo3), existiendo el compromiso de la publicación responsable de sus resultados (Artículo 16). Cuando se encuentre en estudio un método de diagnóstico o tratamiento novedoso, éste deberá compararse siempre contra el mejor método disponible, de no haberlo está justificado el uso de placebo, que son sustancias sin actividad en el cuerpo humano cuyo uso sólo se justifica si no existen un tratamiento probado (Artículo 29). (AMM 2013)

5. RESULTADOS.

Tabla 1:Tipo de morbilidad según presentación de cuadro clínico en las pacientes con Hipertensión Inducida por el embarazo, atendidas en el Hospital Víctor Ramos Guardia, Huaraz, 2019.

Tipo de morbilidad de HIE	**n**	**%**
Hipertensión gestacional		
Si	0	0,0
No	131	100,0
Preeclampsia leve/sin criterios de severidad		
Si	7	5,2
No	119	90,8
Preeclampsia severa/con criterios de severidad		
Si	119	90,8
No	12	9,2
Hipertensión crónica		
Si	5	3,8
No	126	96,2
TOTAL	131	100,0

Fuente: Ficha de recolección de datos Hospital Víctor Ramos Guardia, Huaraz, 2019.

Se pone de manifiesto que del 100% (131) de casos de Hipertensión inducida por el embarazo, se observa con mayor frecuencia la morbilidad de preeclampsia severa en 90,8%, seguido de 5,3% de casos de preeclampsia leve y solo 3,8% corresponde a morbilidad por hipertensión crónica.

Tabla 2:Perfil clínico según signos y síntomas, de pacientes con Hipertensión Inducida por el embarazo, atendidas en el Hospital Víctor Ramos Guardia, Huaraz, 2019.

Signos y Síntomas	***Preeclampsia leve***		***Preeclampsia severa***		***Hipertensión crónica***		***Total***	
	N	*%*	*N*	*%*	*N*	*%*	*N*	*%*
Cefalea								
Si	2	1,5	72	54,9	1	0,7	75	57,3
No	5	3,8	47	35,8	4	3,0	56	42,7
Total	7	5,3	119	90,7	5	3,7	131	100,0
Tinnitus								
Si	0	0,0	119	90,8	3	2,2	122	93,1
No	7	5,3	0	0,0	2	1,5	9	6,9
Total	7	5,3	119	90,8	5	3,7	131	100,0
Epigastralgia								
Si	0	0,0	119	90,8	2	1,5	121	92,3
No	7	5,3	0	0,0	3	2,2	10	7,7
Total	7	5,3	119	90,8	5	3,7	131	100,0
Hiperreflexia								
Si	0	0,0	119	90,8	0	0,0	119	90,8
No	7	5,3	0	0,0	5	3,8	12	9,2
Total	7	5,3	119	90,8	5	3,8	131	100,0
Escotomas								
Si	0	0,0	119	90,8	0	0,0	119	90,8
No	7	5,3	0	0,0	5	3,8	12	9,2
Total	7	5,3	119	90,8	5	3,8	131	100,0
Edema Periférica								
Si	0	0,0	58	44,2	0	0,0	58	44,2
No	0	0,0	73	55,8	0	0,0	73	55,8
Total	0	0,0	131	100	0	0,0	131	100,0

Fuente: Ficha de recolección de datos Hospital Víctor Ramos Guardia, Huaraz, 2019.

En la población de estudio los perfiles clínicos identificados con mayor frecuencia fueron: 54,9% cefalea, 90,8% tinnitus, 90,8% epigastralgia, 90,8% hiperreflexia, 90,8% escotomas y en porcentaje menor edema periférica en 44,2% de gestantes.

Tabla 3: Perfil epidemiológico, según características sociodemográficas, de las pacientes con Hipertensión Inducida por el embarazo, atendidas en el Hospital Víctor Ramos Guardia, Huaraz, 2019.

Características Sociodemográficas	***Preeclampsia leve***		***Preeclampsia severa***		***Hipertensión crónica***		***Total***	
	N	*%*	*N*	*%*	*N*	*%*	*N*	*%*
Eda en años								
< 19	2	1,5	80	61,0	0	0,0	82	62,5
>19	5	3,8	39	29,7	5	3,8	49	37,5
Total	7	5,3	119	90,7	5	3,8	131	100,0
Estado Civil								
Soltera	2	1,5	22	16,7	0	0,0	24	18,3
Casada	0	0,0	24	18,3	5	3,8	29	22,2
Conviviente	5	3,8	73	55,7	0	0,0	78	59,5
Total	7	5,3	119	75,7	5	3,8	131	100,0
Grado de instruc.								
Sin educación	1	0,7	2	1,5	1	0,7	4	3,0
Primaria	4	3,0	25	19,0	4	3,0	38	29,1
Secundaria	2	1,5	62	47,3	0	0,0	59	45,0
Superior	0	0,0	30	22,9	0	0,0	30	22,9
Total	7	5,3	119	90,7	5	3,7	131	100,0
Lugar de proced.								
Urbana	5	3,8	48	36,6	2	1,5	55	42,0
Rural	2	1,5	71	54,1	3	2,2	76	58,0
Total	7	5,3	119	90,7	5	3,7	131	100,0
Color de Piel								
Blanca	0	0,0	0	0,0	3	2,2	3	2,2
Mestiza	7	5,3	119	90,8	2	1,5	128	97,8
Total	7	5,3	121	92,3	5	3,7	131	100,0

Fuente: Ficha de recolección de datos Hospital Víctor Ramos Guardia, Huaraz, 2019.

Se evidencia, el perfil epidemiológico expresado en las características sociodemográficas de gestantes con diagnóstico de HIE, 61,0% de casos de preeclampsia severa, estuvieron comprendidos menor de 19 años; 55,7% prevalece el estado civil conviviente; 47,3% de casos correspondió al grado de instrucción secundaria; 54,1% de gestantes provienen de procedencia rural y respecto al color de piel 90,8% de gestantes correspondieron a mestiza.

Tabla 4:Perfil Epidemiológico, según antecedentes obstétricos, de pacientes con Hipertensión Inducida por el embarazo, atendidas en el Hospital Víctor Ramos Guardia, Huaraz, 2019.

Antecedentes obstétricos	***Preeclampsia leve***		***Preeclampsia severa***		***Hipertensión crónica***		***Total***	
	N	*%*	*N*	*%*	*N*	*%*	*N*	*%*
N° de abortos								
Ninguno	4	3,0	88	67,1	3	2,2	95	72,6
> de uno	3	2,2	31	23,6	2	1,5	36	27,4
Total	7	5,2	119	90,7	5	3,7	131	100,0
Paridad								
Nulípara	2	1,5	85	64,8	0	0,0	87	66,4
Primípara	3	2,2	7	5,3	2	1,5	12	9,2
Multípara	2	1,5	27	20,6	3	2,2	32	24,4
Total	7	5,2	119	90,7	5	3,7	131	100,0
Edad Gestacional								
< de 37 sem	4	3,0	68	51,9	5	3,7	77	58,8
37-40 sem	3	2,2	51	38,9	0	0,0	47	35,8
> de 40 sem.	0	0,0	0	0,0	0	0,0	7	5,4
Total	7	5,2	119	90,8	5	3,7	131	100,0
Cuidado Prenatal (CPN)								
< de 6CPN	3	2,2	86	65,6	3	2,2	92	70,3
> de CPN	2	1,5	15	11,4	2	1,5	19	14,5
Sin CPN	2	1,5	18	13,7	0	0,0	20	15,2
Total	7	5,2	119	90,7	5	3,7	131	100,0
Tipo de parto								
Cesárea	0	0,0	73	55,7	5	3,8	78	59,5
Vaginal	7	5,3	46	35,1	0	0,0	53	40,5
Total	7	5,3	119	90,8	5	3,7	131	100,0
Restricción de Crecimiento intrauterino								
Si	2	1,5	19	14,5	5	3,8	26	19,8
No	5	3,8	100	76,3	0	0,0	105	80,2
Total	7	5,3	119	90,8	5	3,8	131	100,0

Fuente: Ficha de recolección de datos Hospital Víctor Ramos Guardia, Huaraz, 2019.

El perfil epidemiológico, según características obstétricas de gestantes con diagnóstico de preeclampsia severa, el estudio demostró que 67,1% no tuvieron ningún caso de abortos; 64,8% fueron nulíparas, 51,9% menor de 37 semanas de edad gestacional; 76,3% no presentaron casos de restricción de crecimiento intrauterino. Las características obstétricas de gestantes con diagnóstico de hipertensión crónica y preeclampsia leve, se presentaron en menor porcentaje.

Tabla 5: Perfil Epidemiológico, según antecedentes personales y familiares, de las pacientes con Hipertensión Inducida por el embarazo, atendidas en el Hospital Víctor Ramos Guardia, Huaraz, 2019.

Antecedentes personales	*Preeclampsia leve*		*Preeclampsia severa*		*Hipertensión crónica*		*Total*	
	N	*%*	*N*	*%*	*N*	*%*	*N*	*%*
Diabetes								
Si	3	2,2	41	31,2	2	1,5	46	35,1
No	4	3,0	78	59,5	3	2,2	85	64,9
Total	7	5,2	119	90,7	5	3,7	131	100,0
Evaluación antropométrica al ingreso								
IMC normal	4	3,0	87	66,4	0	0,0	91	69,5
IMC sobrepeso	3	2,2	13	9,9	5	3,8	21	16,0
IMC obesa	0	0,0	19	14,5	0	0,0	19	14,5
Total	7	5,2	119	90,8	5	3,8	131	100,0
Antecedente familiar de preeclampsia								
Si	3	2,2	119	90,8	0	0,0	122	93,1
No	4	3,0	0	0,0	5	3,8	9	6,9
Total	7	5,2	119	90,8	5	3,8	131	100,0
Antecedentes Personales de preeclampsia								
Si	5	3,8	82	62,5	0	0,0	87	66,4
No	2	1,5	37	28,2	5	3,8	44	33,6
Total	7	5,2	119	90,8	5	3,8	131	100,0
Hábitos nocivos (Tabaco)								
Si	0	0,0	6	4,5	0	0,0	6	4,5
No	7	5,3	113	86,3	5	3,8	125	95,5
Total	7	5,3	119	90,8	5	3,8	131	100,0

Fuente: Ficha de recolección de datos Hospital Víctor Ramos Guardia, Huaraz, 2019.

Del 100% (131) de casos de hipertensión inducida por el embarazo, según antecedentes familiares y personales, las gestantes con diagnóstico de preeclampsia severa fueron: 59,5% no presentaban diabetes, 66,4% presentaban IMC considerado normal, el antecedente familiar y personal fue más recuente siendo 90,8% y 62,5%, además se aprecia que una baja frecuencia de gestantes 4,5% manifestaron ser consumidora de tabaco. Mientras los antecedentes familiares y personales en los casos clínicos de hipertensión crónica y preeclampsia leve, estuvieron comprendidas en porcentajes menores.

6. DISCUSIÓN

Los resultados de la presente investigación científica, con relación al primer objetivo identificar el tipo de morbilidad según presentación de caso clínico de pacientes con hipertensión inducida por el embarazo (Tabla 1), muestran que 90,8% de las gestantes presentaron preeclampsia severa; este resultado concuerdan con los estudios de los investigadores (Mendoza Cáceres, y otros 2020) de Chile evidencio que 91,3% de pacientes presentaron preeclampsia severa (Izaguirre 2015) de Honduras, donde 65,1% de su casuística presentaron preeclampsia severa, de la misma forma en el estudio de (Altamirano Guerrero 2016) de Trujillo, (Minaya Mendez 2016) de Huaraz y (Romo Flores 2016) de Huancayo determinaron en 67,7%, 67,33% y 81,43% respectivamente. Resultados contradictorios reportaron (Gudeta y Regassa 2019) de Etiopia, 45,5% de sus casos presentaron preeclampsia severa, (Martínez Sánchez, y otros 2018) de Colombia 22% y (Sotelo Tineo 2016) de Ayacucho 41,2% tuvieron diagnóstico de preeclampsia severa.

Este incremento porcentual de casos de preeclampsia severa en el Hospital Víctor Ramos Guardia de Huaraz, podría atribuirse por ser una institución de salud referencial de la zona sierra de Ancash y parte de Huánuco, atiende los casos obstétricos referidos de instituciones de salud prestadoras de menor nivel de complejidad; sumado a inadecuada atención del cuidado prenatal, lo que dificulta la captación precoz y tratamiento oportuno de casos leves de preeclampsia.

Dentro del perfil clínico, según los signos y síntomas premonitorios más frecuentes presentados por las gestantes con diagnóstico de preeclampsia severa (Tabla 2), fuera de la elevación de la presión arterial mayor o igual a 160/110mmHg fueron: 54,9% cefalea, mientras que el 35,8% no presento dicho síntoma; el 90,8% de gestantes presentaron tinnitus, epigastralgia, hiperreflexia, y escotomas respectivamente; 55,8% no presentaron cuadro clínico de edema periférica. Datos similares a los reportados por (Martínez Sánchez, y otros 2018) de Colombia, quien encontró que la cefalea tuvo un 62%, (Pérez Moran y Saucedo 2017) de Tumbes, identifico el síntoma que predomino siendo 56,4% epigastralgia, y 66,3% cefalea, (Minaya Mendez 2016) de Huaraz, quien encontró casos de escotomas tuvo un 56,67%, así también (Romo Flores 2016) de

Huancayo, reporto en 60% de casos; (Lajo Valle 2015) de Arequipa, donde el porcentaje de gestantes que presentaron escotomas era 69,77% y el síntoma que predomino también fue la cefalea en un 65% de casos.

Resultados contradictorios los obtenidos por diferentes estudios como el de (Minaya Mendez 2016) de Huaraz, 96,0% de su casuística presentaron cefalea, 56,67% de casos de escotomas, (Sotelo Tineo 2016) de Ayacucho, solo 39,7% de gestantes presentaron cefalea, (Lajo Valle 2015) de Arequipa, identifico que 84,65% de gestantes presentar cefalea (Mar15) de Colombia, el perfil clínico más frecuente fue 62% cefalea, 46% casos de tinnitus y 46% edema; además, (Izaguirre 2015) de Honduras, identifico al edema en 37,1% de gestantes, de la misma forma (Pérez Moran y Saucedo 2017) de Tumbes, determino en porcentaje más alto al edema con un 73,3% y cefalea 66,3%, en porcentaje menor epigastralgia en 56,4% de gestantes y (Romo Flores 2016) de Huancayo, comprobó en 60% de gestantes presentar casos de cefalea y escotomas en porcentajes más bajos con un 8,57 de gestantes.

La literatura mundial y nacional sobre preeclampsia, fuera del incremento de la presión arterial, los signos y síntomas más frecuentemente presentados por mujeres con esta patología obstétrica son edema, cefalea, acufenos, fosfenos, epigastralgia, incremento del IMC, mientras que el tabaquismo es considerado como un factor protector; además; se sabe que la nuliparidad como la diabetes puede triplicar el riesgo de preeclampsia. (ACOG 2013) (IMP 2017)

En nuestra población el perfil epidemiológico, según sus características sociodemográficas que se asociaron a la hipertensión inducida por el embarazo (Tabla 3) se observa que el grupo etario de mayor porcentaje es el que está comprendido menor de 19 años con un una frecuencia de 61,0%, seguido de 29,7% del grupo de gestantes con una edad mayor de 19 años, respecto a la distribución según el estado civil conviviente al momento del diagnóstico, vemos que el mayor grupo estuvo representado por 55,7%, seguido de 18,3% ser casada, el 47,3% de gestantes tenían nivel de educación secundaria, y 22,9% nivel superior, el 54,1% eran procedentes de zona rural y 36,6% de zona urbana y el color de la piel prevaleció mestiza 90,8% y 5,3% blanca.

Estos resultados concuerdan por diferentes estudios, como el de (Martínez Sánchez, y otros 2018) de Colombia, donde el porcentaje de gestantes con predomino la educación secundaria fue 38% y 46% raza mestiza, (Pérez Moran y Saucedo 2017) de Tumbes, reporto 66,3% de gestantes de estado civil conviviente, 63,4% instrucción secundaria, 57,4% procedían de zona rural y 99% fueron de raza mestiza, (Altamirano Guerrero 2016) de Trujillo, quienes encontraron que es te grupo de convivientes alcanzaba el 70,8% y 55,64% de instrucción secundaria, (Minaya Mendez 2016) de Huaraz, 67,33% de gestantes tenían procedencia rural, 42,67% tenían educación secundaria y 59,33% estado civil conviviente y (Sotelo Tineo 2016) de Ayacucho, 41,2% de gestantes poseían educación secundaria, 44,3% estado civil conviviente y 45% de procedencia rural.

Resultados contradictorios evidenciaron en el estudio de (Mendoza Cáceres, y otros 2020) de Chile demostró la edad en la que predomino casos de preeclampsia severa estuvieron comprendidas entre 14 a 44 años, al igual (Martínez Sánchez, y otros 2018) de Colombia, el cual concluyo que la frecuencia de casos de preeclampsia severa predominaron en gestantes mayores de 26 años, (Izaguirre 2015) de Honduras, 58,6% correspondieron de 19-35 años, (Martínez Sánchez, y otros 2018) de Colombia, de 2-4% de casos fueron de raza negra, (Pérez Moran y Saucedo 2017) de Tumbes, estuvieron comprendidas entre 37 a 40 años, (Altamirano Guerrero 2016) de Trujillo, el promedio de edad fue de 26 años, (Llanca Ramos 2016) de Tacna demostró 67,4% estuvieron comprendidas entre 20 a 35 años, (Minaya Mendez 2016) de Huaraz,52,67% comprendidas entre 19-34 años, (Romo Flores 2016) de Huancayo, 53,57% correspondió de 19-34 años, (Sotelo Tineo 2016) de Ayacucho, mayor porcentaje de gestantes estuvieron comprendidas entre 16-30 años y (Lajo Valle 2015) de Arequipa 45,11% de gestantes fueron mayor de 30 años.

En la literatura mundial, se han identificado los principales factores de riesgo que se asocian para la aparición de casos clínicos de preeclampsia, tales como: cambio de paternidad, nuliparidad, antecedentes personales y familiares de preeclampsia, raza negra, edad materna joven < de 20 años y edad materna avanzada > 35 años, aumento de IMC, diabetes mellitus pregestacional, embarazo múltiple, mientras que el tabaquismo (efecto protector); por todo ello es complejo identificar la etiología de esta patología y está considerado como un síndrome multisistemico que pertenece a la hipertensión inducida por el embarazo y constituye un importante problema de salud pública a nivel nacional y mundial y se le atribuye a principales complicaciones ubicada como segunda causa de muerte materna en el Perú. (Sanchez E 2014) (Tinoco Moreno, y otros 2018)

El perfil epidemiológico, según antecedentes obstétricos (Tabla 4), que desarrollaron hipertensión inducida por el embarazo, como lo es la preeclampsia severa, tienen importancia en el presente estudio, pues; las manifestaciones más frecuentes fue no tener antecedente previo de aborto en 67,1% de gestantes, mientras que 23,6% restante tenían antecedente de aborto previos, la distribución de gestantes según paridad, prevaleció ser nulípara en 64,8%, seguido del 20,6% ser multípara, el periodo del embarazo donde fue más frecuente la aparición de estos trastornos, estuvo comprendido en menores de 37 semanas, reflejando partos pretermino representado por 51,9% y 38,9% comprendidos entre 37-40 semanas de edad gestacional; con relación al cuidado prenatal el 65,6% tuvieron menos de 6 atenciones prenatales, considerado inadecuado y 13,7% sin cuidado prenatal; respecto al tipo de culminación del parto, se determinó que, para salvaguardar la salud materna y del niño por nacer, que en la mayoría de los casos clínicos de preeclampsia severa se decide parto por vía cesárea, observándose en nuestro estudio en 55,7%, seguido de 35,1% parto vaginal, correspondiendo a los casos de preeclampsia leve.

Tales resultados coinciden con los reportados por diferentes estudios demostrando que existe una fuerte relación entre el inadecuado cuidado prenatal (<6CPN), las gestantes nulíparas, edad gestacional menor de 37 semanas y tipo parto por cesárea, pues padecieron esta patología obstétrica en el embarazo actual, así demuestran en estudios de (Mendoza Cáceres, y otros 2020) de Chile, demostró que 40,3% tuvieron inadecuado cuidado prenatal y 43,7% eran nuliparas (Li, Binongo y Kancherla 2019) de EE.UU. determino que las mujeres nulíparas de procedencia asiáticas americanas presentar casos de HIE en mayor porcentaje, (Martínez Sánchez, y otros 2018) de Colombia 60% con predominio de primíparas, (Izaguirre 2015) de Honduras 65,1% fueron nulíparas, (Altamirano Guerrero 2016) de Trujillo, donde la interrupción del embarazo se realizó por vía cesárea con un 77,43% y 78,49% inadecuado CPN, (Minaya Mendez 2016) de Huaraz, donde la interrupción del embarazo se realizó por vía cesárea con un 61,34%, (Romo Flores 2016) de Huancayo 57,86% eran nulíparas y 94,2% parto vía cesárea, (Sotelo Tineo 2016) de Ayacucho, 41,2% fueron nulíparas, (Llanca Ramos 2016) de Tacna determino 46,5% ser nulíparas y 46,5% parto por cesárea al igual (Lajo Valle 2015) de Arequipa, 62,33% fueron nulíparas, 94,41% parto por cesárea y 67,87% menor de 37 semanas de gestación, así como el estudio de (Martínez Sánchez, y otros 2018) de Colombia sostiene que los casos de preeclampsia afecta a 6-17% de nulíparas.

Resultados contradictorios obtuvieron diferentes estudios, como el de (Li, Binongo y Kancherla 2019) de EEUU, determinando que los casos de HIE, se asocian significativamente en mujeres asiáticas estadounidenses que han tenido mayores de un hijo, asimismo; (Izaguirre 2015) de Honduras, 63,4% de su cáustica culminaron en parto vaginal, (Romo Flores 2016) de Huancayo 52,86% correspondieron a gestantes mayor de 37 semanas y 51,43% recibieron cuidados prenatales adecuados (> de 6 CPN) (Llanca Ramos 2016) de Tacna 83,7% de pacientes tuvieron diagnóstico de embarazo a término y (Sotelo Tineo 2016) de Huancayo, 45,8% habían recibido mayor de 6 CPN y 61,1% estuvieron comprendidos entre 37-40 semanas y 51,9% culminaron en parto vaginal.

Según las Normas de Atención del Ministerio de Salud del Perú, con relación al cuidado prenatal, dispone que las visitas para su atención debe ser un mínimo de 6 atenciones durante el embarazo; pues, el inadecuado cuidado prenatal o la captación inoportuna de gestantes, dificulta la detección oportuna precoz y efectiva de casos de preeclampsia, y conlleva a complicaciones de su estado general de salud, lo que coincide con los resultados del estudio; hoy en día considerado como la segunda causa de muerte materna perinatal en el Perú, además; la elevada estadística de casos de cesáreas y partos preterminos a nivel nacional. (MINSA/DGSP 2013).

El parto es la curación para la preeclampsia severa, como parte de la interrupción del embarazo, pues; los síntomas premonitorios son indicativos de que las convulsiones pueden ser inminentes, puesto que el objetivo principal es evitar las repercusiones de la preeclampsia grave, por ello el medico como responsable de la salud materna, adopta la mejor decisión de culminación del parto en la mayoría de los casos por vía cesárea, para salvaguardar la salud de la madre y del niño por nacer, así como encontramos en el presente estudio, pues; 80,1% de gestantes tuvieron parto por cesárea, independientemente a la edad gestacional.

Además; la nuliparidad se demuestra estar bien relacionada con la aparición de casos de HIE, ya que es considerado como factor de riesgo para esta patología en las gestantes que en su primer embarazo son homocigóticas para un gen relativamente común susceptible; la explicación de la nuliparidad y la multiparidad con embarazo de un nuevo conyugue en el desarrollo de la preeclampsia, es sustentado en varias teorías basadas en la fisiopatología de esta patología, desde isquemia placentaria con disfunción endotelial, las lipoproteínas de baja densidad, hasta la adaptación inmunitaria deficiente, siendo estas dos últimas tener mayor peso para la aparición de preeclampsia,, sumado a la variabilidad sociodemográfica debido a diferencias en las características maternas. (Tinoco Moreno, y otros 2018)

La alta frecuencia de casos de gestantes que culminaron menor a 37 semanas justifica en el estudio, pues; el Hospital Víctor Ramos Guardia de Huaraz, considerado de referencia atiende a la población de zona sierra de Ancash y parte del departamento de Huánuco, resuelve problemas obstétricos de especialidad, como lo es casos de hipertensión inducida por el embarazo, debido a la gravedad de casos clínicos de preeclampsia severa, para preservar la salud materna perinatal, culminan el parto por vía cesárea como parte del tratamiento definitivo de preeclampsia.

Finalmente, con relación al perfil epidemiológico, según los antecedentes familiares y personales de las gestantes de nuestro estudio que presentaron HIE, como la preeclampsia severa (Tabla 5), se determinó 31,2% ser diabética, en comparación de 59,5% no padecían esta patología, el 66,4% presentaron IMC normal y 14,5% IMC considerado obesa, 90,8% manifestaron tener antecedentes familiares de preeclampsia y 62,5% antecedentes personales, mientras el 28,2% no tuvieron dicho antecedente y según el habito del tabaco el 4,5% eran fumadoras ocasionales, frente al 86,3% no tener dicho habito.

Estos resultados del presente estudio si concuerda con los reportados por (Gudeta y Regassa 2019) de Etiopia, antecedentes familiares IC:1.39-19.86), (Pérez Moran y Saucedo 2017) de Tumbes, demostró 43,4% de gestantes tenían antecedente personal, así mismo; (Martínez Sánchez, y otros 2018) de Colombia, evidenciaron 43,4% y 32,7% de gestantes presentaron antecedente familiar y personal de preeclampsia, (Minaya Mendez 2016) de Huaraz, 52,67% tuvieron IMC considerado normal al igual (Llanca Ramos 2016) de Tacna evidencio en 39,5% antecedente de hipertensión gestacional y (Sotelo Tineo 2016) de Ayacucho, 48,8% de gestantes presentaron IMC normal.

Los resultados hallados no concuerdan con los datos publicados en los estudios realizados por (Pérez Moran y Saucedo 2017) de Tumbes, 35,6% fueron diabéticas, (Altamirano Guerrero 2016) de Trujillo, 99,92% y 98,73% no presentaron habito de fumar ni antecedente de HIE, (Romo Flores 2016) de Huancayo, los antecedentes familiares y personales de casos de HIE, tuvo una incidencia de 5,8% y 2,8% y (Lajo Valle 2015) de Arequipa, 31,16% y 61,40% tuvieron sobrepeso y obesidad.

En la actualidad el diagnóstico de casos clínicos de preeclampsia se realiza usando los criterios de diagnóstico ACOG 2013, en el presente estudio la mayoría de gestantes 90,8% presentaron Presión Arterial mayor o igual a 160/110mmHg, estuvieron catalogadas como preeclampsia severa con criterio de severidad, mientras 5,2% correspondieron a preeclampsia leve o sin criterio de severidad cuya presión arterial correspondió a menor o igual a 160/110mmHg y 3,8% de casos hipertensión crónica, siendo menor la incidencia; respecto al tabaquismo según estudios en la actualidad es considerado como un factor protector para el desarrollo de preeclampsia. (ACOG 2013)

Los casos clínicos de la Hipertensión inducida por el embarazo, como la preeclampsia severa, si no se logra la corrección oportuna; causan problemas médicos importantes que explican una proporción elevada de complicaciones maternas y fetales a nivel nacional e internacional. La preeclampsia constituye la más grave de las complicaciones hipertensivas del embarazo y puede resultar catastrófica si pasa inadvertida, sin tratamiento, o si evoluciona hacia una eclampsia que es el estadio más grave de la enfermedad. Por lo que se recomienda realizar una correcta atención prenatal a todas las gestantes, principalmente con riesgos potenciales de desarrollar preeclampsia.

Además; los cambios fisiológicos del embarazo, como la intensa caída de las resistencias periféricas, explican cierto subdiagnostico de casos de hipertensión arterial, por ello debe imponerse que obliga al personal que atiende a la gestante, control seriado de la presión arterial en cada atención prenatal.

Se concluye que un gran porcentaje de gestantes han desarrollado casos clínicos de preeclampsia severa, por lo que resulta imprescindible continuar estudios que nos permitan modificar precozmente principalmente los factores de riesgo y relacionar un grupo de acciones que garanticen una mejor gestión de calidad de atención así; como la atención prioritaria con enfoque de riesgo en el primer nivel de atención, su captación y atención prenatal oportuna, brindándoles charlas educativas que incentiven a las gestantes a buena calidad de vida, al disfrute de una maternidad segura y saludable y sin futuras complicaciones, además; disminuir embarazos en adolescentes, previa orientación y educación a las familias respecto a la salud sexual y reproductiva, en especial la planificación familiar y reconocimiento de signos de alarma durante el embarazo siendo la atención multidisciplinaria.

Por último es necesario recordar que la severidad de la preeclampsia no viene dada solo por las cifras de presión arterial sino por su fisiopatología de expresión multisistémica y las potenciales graves complicaciones que pueden sobrevenir. (ACOG 2013)

7. CONCLUSIONES

La HIE, son una de las principales causas de morbimortalidad materno perinatal a nivel mundial y son la principal causa de muerte materna en Perú, después de la ejecución de la presente investigación se concluye:

1. El tipo de morbilidad de la HIE identificados en gestantes atendidas en el Hospital Víctor Ramos Guardia de Huaraz, en el año 2019, tiene prevalencia la preeclampsia severas y en porcentajes menores preeclampsia leve e hipertensión crónica.
2. El perfil clínico de las gestantes con diagnóstico de preeclampsia severa, según principales signos y síntomas, con mayor frecuencia fue cefalea, tinnitus, epigastralgia, hiperreflexia y escotomas, mientras; en los casos de preeclampsia leve e hipertensión crónica esta clínica, no tuvieron significancia.
3. El perfil epidemiológico de las gestantes con HIE, según características sociodemográficas con mayor porcentaje de casos fueron frecuentes en menores de 19 años, de estado civil conviviente, con instrucción secundaria, de procedencia rural y ser mestiza, siendo significativos; estas características fueron en menor porcentaje en preeclampsia leve e hipertensión crónica.
4. El perfil epidemiológico referido a los antecedentes obstétricos con mayor frecuencia de padecer HIE, fueron gestantes sin antecedente de aborto, ser nulípara, con edad gestacional menor de 37 semanas, inadecuado cuidado prenatal (<6CPN) y vía de parto por cesárea, en porcentaje mínimo casos de restricción de crecimiento intrauterino.
5. El perfil epidemiológico de la HIE, según sus antecedentes familiares y personales en su mayoría estuvieron relacionados a IMC normal, seguido de antecedente familiar y personal de preeclampsia; la diabetes y hábitos nocivos (tabaco) no fueron significativos para la presencia de preeclampsia severa. Se sugiere a las autoridades del Establecimiento de Salud, promover acciones tendientes a la mejora de calidad de atención que brindan los servicios obstétricos

en todos los establecimientos de atención de la zona sierra de Ancash, fin prevenir casos de HIE..

8. REFERENCIAS BIBLIOGRÁFICAS

Tinoco Moreno, Esthela Narcisa , Alex Fernando Vivas Lara, Jovelis Tatiana Miñan Fernández, Susan Sumoy Esteves Díaz, y Wendy Wasbrum Tinoco. «Es De Interés En El Estudio De La Preeclampsia.» *International Journal of Health Sciences* 6, nº 4 (decenber 2018): 1-6.

s.f.

ACOG. «Hypertension in Pregnancy.» *Obstet Gynecol*, 2013: 122: 1122–31.

Alsnes, I V, y otros. *Hypertension in pregnancy and offspring cardiovascular risk in Young adulthood: prospective and sibling studies in the Hunt study (nord-trøndelag health study) in norway.* 2017. doi: 10.1161/HYPERTENSIONAHA.116.08414. (último acceso: 14 de noviembre de 2019).

Altamirano Guerrero, Flor Bella. «Perfil Clínico y Epidemiológico de la Paciente con Preeclampsia.» La Libertad, Hospital Belén, Trujillo, 2016.

Alvarez-Alvarez, B, N Martell-Claros, M Abad-Cardiel, y JA García-Donaire. «Trastornos hipertensivos en el embarazo: repercusión a largo plazo en la salud cardiovascular de la mujer. Hipertensión.» 2017, 85-92.

AMM. «Declaracion de Helsinki.» *Asamblea general, Fortalez, Brasil*, 2013.

Ananth, CV, KM Keyes, y TJ Wapner. *Preeclampsia rates in the United States 1980-2010.* EE.UU.: age-periodcohort analysis. BMJ, 2013, 347.

Avena, J L, V N Joerin, y L A Dozdor. «Preeclampsia-Eclampsia, Posgrado de la VIA Cátedra de Medicina.» *Revista Médica*, 2012: 11-12.

Berkane, N. «Définitions et conséquences des hypertensions artérielles de la grossesse. En: Pottecher T, Luton D, editores. Prise en charge multidisciplinaire de la prééclampsie.» *Elsevier-Masson SAS*, 2010: 10.

Blondel, B, y M Kermarrec. *Enquête périnatale.* 2010-2011. www.sante. gouv.fr/IMG/pdf/Les naissances en 2010 et leur evolution depuis 2003.pdf. (último acceso: 13 de febrero de 2020).

Boletín de la Organización Mundial de la Salud. «Trastornos hipertensivos en el embarazo y las tasas de mortinatos.» *Recopilación de artículos* 96, nº 8 (2018): 513-588.

Boletin Epidemiologico N° 4. *Direccion general de Epidemiologia. MINSA.* 20 de Enero de 2016. http// www.dge.gob/pe/portal/docs/vigilancia/boletines/2016.pdf.

Christensen, M, C S Kronborg, N Eldrup, N B Rossen, y U B Knudsen. *Preeclampsia and cardiovascular disease risk assessment - Do arterial stiffness and atherosclerosis uncover increased risk ten years after delivery? Pregnancy Hypertens.* 2016. doi:10.1016/j.preghy.2016.04.001 (último acceso: 14 de octubre de 2020).

Coomarasamy, A, F Mahony, y S Thangaratinam. «Estimation of proteinuria as a predictor of complications of pre-eclampsia: a systematic review.» *BMC Med*, 2009: 7: 10.

Cunningham, F. «Obstetricia.» 239-240. Mexico: Graw. Editorial Mc, 2014.

Dempsey, J C, T K Sorensen, C F Qiu, D A Luthy, y M A Williams. 2013. https://digitum.um.es/jspui/bitstream/10201/35460/1/TESIS%20ANA%20MART%C3%8DNEZ%20RUIZ.pdf. (último acceso: 12 de enero de 2020).

Donovan, P. «Hypertensive disorders of pregnancy.» *AustPrescr* 35 (2012): 47-50.

Errera, M H, R P Kohly, y L Da Cruz. «Pregnancy-associated retinal diseases and management.» *Surv Ophthalmol*, 2013: 34-37.

Estadistica HVRG. «Informe de Produccion de Servicios.» Anual, Huaraz, 2019.

Fescina, R, B De Mucio, R Diaz, G Martinez, S Serruya, y P Duran. «Salud Sexual y Reproductiva: Guia para el continuo de Atencion de la mujer y recien nacido focalizadoas en APPS.» *Publicación científica*, 2011: 19-128.

Fundación Preeclampsia. «Día Mundial de la Preeclampsia 22 de mayo de 2017. Como estar preparada para la preeclampsia.» *Melbourne U.S*, Mayo 2017.

Gifford, R W, P A August, G Cunningham, L L Green, M D Lindheimer, y D McNellis. «Report of the National High Blood Pressure Education Program Working Group on High Blood Pressure in Pregnancy.» *Am J Obstet Gynecol*, 2000: 183:S1-S22.

Gifford, RW, y otros. «Report of the National High Blood Pressure Education Program Working Group on High Blood Pressure in Pregnancy.» *Am J Obstet Gynecol*, 2010: 183.

Goldenberg, Robert L, et al. «Lessons for low-income regions following the reduction in hypertensionrelated maternal mortality in high-income countries.» *Int J Gynecol Obstet* 113, nº 2 (2011): 91-95.

Gómez Sosa, E. «Trastornos hipertensivos durante el embarazo.» *Rev Cubana Obstet Ginecol* 26, nº 2 (2009): 99-114.

Gudeta, Tesfaye Abera, y Tilahun Mekonnen Regassa. *Hipertensión inducida por el embarazo y factores asociados entre las mujeres que asisten al servicio de parto.* enero de 2019. https://pesquisa.bvsalud.org/portal/resource/en/mdl-30700950 (último acceso: 30 de marzo de 2020).

Gynecologists, American College of Obstetricians and. «Hypertension in Pregnancy.» *Obstet Gynecol*, 2013: 122: 1122–31.

Hurtado, F, G M° del Mar Sánchez, y A P Valerde. 2015. Http://www.hvn.es/servicios_asistenciales/ginecologia_y_obstetricia/f

icheros/actividad_docente_e_investigadora/curso_de_actualizacion_en_obstetricia_y_ginecologia/curso_2015/obstetricia/1_hta_durante_embarazo.pdf. (último acceso: 16 de enero de 2020).

IMP. «Boletin Estadistico.» bianual, Lima, 2015-2016.

IMP. «Guia de Practica Clinica para el manejo de la Preeclampsia ya Eclampsia.» *Serie de Guias Practica Clinica N° 02*, 2017: 70.

Informática, Departamento de Estadística e. «Informe de Produccion de Servicios.» Anual, Ancash, Hospital Víctor Ramos Guardia, Huaraz, 2018, 12.

Izaguirre, Allan. «Trastornos Hipertensivos del Embarazo: Clínica y Epidemiología.» Tesis, Hospital Regional Santa Teresa, Honduras, 2015.

Khong, T Y, F De Wolf, W B Robertson, y I Brosens. «Inadequate maternal vascular response to placentation in pregnancies complicated by pre-eclampsia and by small-for-gestational age infants.» *Br J Obstet Gynaecol*, 1986: 93:1049–59.

Koopmans , CM, D Bijlenga, y H Groen. «HYPITAT study group. Induction of labour versus expectant monitoring for gestational hypertension or mild pre-eclampsia after 36 weeks' gestation (HYPITAT): a multicentre, open-label randomised controlled tr.» *Lancet*, 2019.

Kuklina, E V, C Ayala, y W M Callaghan. «Hypertensive disorders and severe obstetric morbidity in the United States.» *Obstet Gynecol*, 2009: 113:1299-306.

Lajo Valle, Rocio Paola. *Características Epidemiológicas de las Pacientes con Preeclampsia.* 2015. http://repositorio.unsa.edu.pe/handle/UNSA/2371 (último acceso: 23 de Febrero de 2020).

Leon Gordis. «Epidemiologia.» 326-348. España: Elsevier, 2014.

Li, Chaohua, José N Binongo, y Vijaya Kancherla. *Efecto de la paridad en la hipertensión asociada al embarazo entre mujeres asiáticas americanas en los Estados Unidos.* Agosto de 2019. https://pesquisa.bvsalud.org/portal/resource/es/mdl-31197548 (último acceso: 21 de abril de 2020).

Llanca Ramos, Leandra Herminia. *Perfil epidemiológico clínico y resultados perinatales de gestantes con la preeclampsia en el Servicio de Obstetricia del Hospital III Daniel Alcides Carrión ESSALUD.* 2016. http://redi.unjbg.edu.pe/handle/UNJBG/3389 (último acceso: 12 de enero de 2020).

Londoño, J. De Metodologìa de la Invetigaciòn Epidemiología, 21-25. Colombia: Manual Moderno, 2014.

Magee, L, S Sedelghel, y P Von Dadelazen. «Prevention and treatment of postpartum hypertension.» *Cochrane database of systematic review*, 2013.

Martínez Sánchez, Lina María , María de los Ángeles Rodríguez Gázquez, Camilo Ruiz Mejía, Felipe Hernández Restrepo, Dayana Andrea Quintero Moreno, y Ana Lucia Arango Gómez . «Perfil clínico y epidemiológico de pacientes con trastorno hipertensivo asociado al embarazo.» *Cubana de Obstetricia y Ginecologia* 44, nº 2 (2018).

McCarthy, F, y L C Kenny. «Hypertension in pregnancy.» *Obstet Gynaecol Reprod Med.*, 2015: 299-35.

Meekins, W H, R Pijnenborg, M Hanssens, I R McFadyen, y A Asshe. «study of placental bed spiral arteries and trophoblast invasion in normal and severe pre-eclamptic pregnancies.» *Br J Obstet Gynaecol*, 1994: 101:669–74.

Mendoza Cáceres, María Angélica, Laura Carolina Moreno Pedraza, Carlos Hernán Becerra Mojica, y Luis Alfonso Díaz Martínez. «Desenlaces materno-fetales de los embarazos con trastornos hipertensivos: Un estudio transversal.» *chil. obstet. ginecol* 85, nº 1 (2020).

Minaya Mendez, Miriam Dalila. «Características Clínicas y Epidemiológicas de los Trastornos Hipertensivos en el Embarazo.» Tesis pregrado, Ancash, Hospital Víctor Ramos Guardia, Huaraz, 2016.

Ministerio de Salud. «La Mortalidad Materna en el Perú: Dirección General de Epidemiologia.» Anual, Lima, MINSA, 2002-2011, 12-16.

MINSA. Diiembre de 2015-2016. http://bvs.minsa.gob.pe/local/MINSA/4220.pdf. (último acceso: 20 de enero de 2020).

MINSA. «Guía técnica para la valoraciòn nutricional antropométrica de las personas adultas.» 2012: 9-19.

MINSA/DGSP. «Norma Técnica de Salud para la Atención Integral de Salud Materna.» 2013: 4-32.

Morris, R K, R D Riley, M Doug, J J Deeks, y M D Kilby. *Diagnostic accuracy of spot urinary protein and albumin to creatinine ratios for detection of signifi cant proteinuria or adverse pregnancy outcome in patients with suspected pre-eclampsia: systematic review and meta-analysis.* 2012. DOI:10.1136/bmj.e4342 (último acceso: 10 de noviembre de 2020).

Muñoz, W. «Obstetricia Fisiología.» 109. España: Universidad, 2014.

NICE. july de 2013. https://www.nice.org.uk/guidance/qs35. (último acceso: 2 de enero de 2020).

Oyarzún, E. «Alto Riesgo Obstétrico.» 238. Chile: Pontificia Universidad Católica, 2014.

Pajuelo, J. «Valoración del estado nutricional en la gestante. .» *Rev Perú gineco*, 2014: 60.

Pellicer, Martínez Aea. *Obstetricia y Ginecología.* Madrid: Médica Panamericana, 2013.

Pérez Moran, Nadia Leydi, y Jhenyfer Paola Saucedo. «Perfil Clínico Epidemiológico de las gestantes con pre eclampsia.» Tesis de Pregrado, Hospital Regional II – 2, Tumbes, 2017.

Phipps, E, D Prasanna, W Brima, y B Jim. *Preeclampsia: Updates in pathogenesis, definitions, and guidelines.* 2016. doi: 10.2215/CJN.12081115 (último acceso: 12 de diciembre de 1999).

Podymow, T, y P August. *New evidence in the management of chronic hypertension in pregnancy.* 2017. doi: 10.1016/j.semnephrol.2017.05.012 (último acceso: 10 de diiciembre de 1999).

Powe, C E, R J Levine, y S A Karumanchi. *Preeclampsia, a disease of the maternal enthelium: the role of antiangiogenic factoras and implications for later cardiovascular disease.* 2011. doi: 10.1161/CIRCULATIONAHA.109.853127 (último acceso: 13 de noviembre de 2019).

Rey, E, y A Couturier. «The prognosis of pregnancy in women with chronic hypertension.» *Am J Obstet Gynecol*, 1994: 71:410–6.

Roberts, JM, RN Taylor, y TJ, et al Musci. «Preeclampsia: an endothelial cell disorde.» *Am J Obstet Gynecol* 161 (2018): 1200-1204.

Rolfes, D, y K Ishhak. «Liver disease in Toxemia of Pregnancy.» *Am J Gastroenterol*, 2013: 34-38.

Romo Flores, Oscar. «Características Clínico-Epidemiológicas de la Preeclampsia.» Tesis de Pregrado, Junin, Hospital Nacional Ramiro Prialé Prialé, Huancayo, 2016.

Sananes, N, A Gaudineau, C Akladios, L Lecointre, y B Langer. «Hipertensión arterial y embarazo.» *EMC - Ginecología-Obstetricia*, 2016: 1-15.

Sanchez E, Sixto. «Actualización en la epidemiología de la preeclampsia.» *Revista Peruana de Ginecologia y Obstetricia* 60, nº 4 (octubre-diciembre 2014): 45.

Savitz, D A, V A Danilack, S M Engel, B Elston, y H S Lipkind. *Descriptive epidemiology of chronic hypertension, gestational hypertension, and preeclampsia in New York state.* 2014. doi: 10.1007/s10995-013-1307-9. (último acceso: 16 de enero de 2020).

Say, L, D Chou, A Gemmill, O Tunçalp, AB Moller, y J et al Daniels. «Global causes of maternal death: a WHO systematic analysis.» *Lancet Glob Helath* 2, nº 6 (2014): 323-33.

Shah, A E, y K Rjamani. «A neurological perspective.» *J Neurol Sci*, 2011: 23.

Sibai, B M. «Chronic hypertension in pregnancy.» *Obstet Gynecol*, 2002: 100:369–77.

Sibai, B, G Dekker, y Kupferminc. «Seminar.» *Lancet* 365 (2015): 785-799.

Sibai, BM. *Maternal and uteroplacental hemodynamics for the classification and prediction of preeclampsia.* 2008. https://www.ncbi.nlm.nih.gov/pubmed?term=18824659 (último acceso: 12 de marzo de 2020).

Sotelo Tineo, Marina Glaadys. «Perfil Epidemiológico de los Trastornos Hipertensivos del Embarazo.» Tesis de Pregrado, Hospital Daniel Alcides Carrion, Ayacucho, 2016.

Souza, JP, AM Gülmezoglu, y J, et al Vogel. «Moving beyond essential interventions for reduction of maternal mortality(the WHO Multicountry Survey on Maternal and Newborn Health): a cross-sectional study.» *Lancet*, 2013: 183.

Steegers, E A, P Dadelszen, J J Duvekot, y R Pijnenborg. *Pre-eclampsia.* 2010. doi: 10.1016/S0140-6736(10)60279-6 (último acceso: 20 de enero de 2020).

Thangaratinam, S, C M Koopmans, y S Iyengar. «(Tests in Prediction of Preeclampsia's Severity) Review Group. Accuracy of liver function tests for predicting adverse maternal and fetal outcomes in women with preeclampsia: a systematic review.» *Acta Obstet Gynecol Scand*, 2011: 90: 574–85.

Thangaratinam, S, K M Ismail, S Sharp, A Coomarasamy, y K S Khan. «Prediction of Preeclampsia Severity review group. Accuracy of serum uric acid in predicting complications of preeclampsia: a systematic review.» *BJOG*, 2006: 113: 369–78.

Vatten, LJ, y R Skjaerven. «Is Preeclampsia more than one disease?» *BJGO* 111 (2004): 298-302.

Vázquez Lara, J M. «Manual de Obstetricia.» 45-46. Madrid: Publicaciones del Instituto Nacional de Gestión Sanitaria, 2013.

Villanueva, E A, y L P Alanis. «Factores Pronósticos Asociados a la Progresión de Preeclampsia a Eclampsia.» *Ginecología y Obstetricia*, 2010: 45-47.

Walker, JJ. «Preeclampsia.» *Lancet* 356 (2009): 1260-1265.

Wallis, A B, A F Saftlas, J Hsia, y H K Atrash. «Secular trends in the rates of preeclampsia, eclampsia, and gestational hypertension, United States.» *Am J Hypertens*, 1987-2004: 21:521-6.

World Health Organization. «Evaluating the quality of care for severe pregnancy complications.» *the WHO near-miss*, 2011: 26-28.

World Health Organization. «Evaluating the quality of care for severe pregnancy complications.» *the WHO near-miss approach for maternal health.*, 2011: 68.

Zhang, J, J Zeisler, M C Hatch, y G Berkowitz. «Epidemiology of pregnancy-induced hypertension.» *Epidemiol Rev*, 1997. 19:218-32.

9. ANEXOS

ANEXO 1

FICHA DE RECOLECCION DE LA INFORMACIÓN

TÍTULO: "PERFIL CLÍNICO Y EPIDEMIOLÓGICO DE LA HIPERTENSIÓN INDUCIDA POR LA GESTACION, HOSPITAL VICTOR RAMOS GUARDIA, HUARZ, 2019".

I. PERFÍL CLÍNICO

1.1. EXAMEN CLÍNICO:

P1. Cefalea:

1. Si 2. No

P2. Tinnitus/acufenos:

1. Si 2. No

P3. Epigastralgia:

1. Si 2. No

P4. Hiperreflexia:

1. Si 2. No

P5. Escotomas :

1. Si 2. No

P6. Presión arterial:

1. $\leq$ 160/110mmHh. 2. $\geq$ 160/110mmHg.

P7. Edema periférico:

1. Si 2. No

II. PERFIL EPIDEMIOLÓGICO

2.1. DATOS SOCIODEMOGRAFICOS:

P8. Edad: 1 < de 19 años 2. ≥ de 19 años

P9. Estado Civil:

1. Soltera 2. Casada 3. Conviviente 4. Viuda

P10. Grado de instrucción:

1. Sin educación 2. Primaria 3. Secundaria 4. Superior

P11. Lugar de procedencia:

1. Urbana 2. Rural 3. Urbano marginal

P12. Raza:

1. Blanca 2. Mestiza

2.2. ANTECEDENTES OBSTÉTRICOS:

P13. Número de abortos:

1. Ninguno 2. Uno 3. Dos a mas

P14. Paridad:

1. Nulipara 2. Primípara 3. Multípara

P15. Edad gestacional:

1. < de 37 semanas 2. 37-40 semanas 3. > de 40 semanas

P16. Numero de cuidados prenatales (CPN):

1. < de 6 CPN 2. > de 6 CPN 3. Sin CPN

P17. Tipo de parto:

1. Cesárea 2. Vaginal

P18. Restricción del crecimiento intrauterino (RCIU):

1. Si 2. No

2.3. ANTECEDENTES PERSONALES:

P19. Diabetes

1. Si 2. No

P20. Evaluación antropométrica al ingreso:

1. IMC bajo peso (<19.8) 2. IMC normal (19.8 – 26)
3. IMC sobrepeso (26.1 – 29) 4. IMC obesa (>29.1)

P21. Antecedentes familiares de HIE:

1. Si 2. No

P22. Antecedentes personales de HIE:

1. Si 2. No

P23. Hábitos nocivos al tabaco (fuma)

1. Si 2. No

2.4. CLASIFICACIÓN DE LA HIPERTENSIÓN INDUCIDA POR LA GESTACIÓN

P24. Hipertensión gestacional: 1. Si 2. No

P25. Preeclampsia: 1. Si 2. No

P26. Preeclampsia leve /sin criterios de severidad: 1. Si 2. No

P27. Preeclampsia severa/con criterio de severidad: 1. Si 2. No

P28. Hipertensión crónica: 1. Si 2. No

ANEXO 2

FORMATO DE VALIDACIÓN DEL INSTRUMENTO DE RECOLECCIÓN DE DATOS POR JUICIO DE EXPERTOS.

A continuación, le presentamos ocho aspectos relacionados al proyecto, en él se calificará con la puntuación uno o cero de acuerdo a su criterio.

1. El instrumento persigue los fines del objetivo general .... ( )
2. El instrumento no persigue los fines de los objetivos específicos .... ( )
3. La hipótesis es atingente al problema y a los objetivos planteados .... ( )
4. El número de ítems que cubre cada dimensión es correcto .... ( )
5. Los ítems están redactados correctamente .... ( )
6. Los ítems despiertan ambigüedad .... ( )
7. El instrumento a aplicarse llega a la comprobación de la hipótesis .... ( )
8. La hipótesis está formulada correctamente. .... ( )

Leyenda:	puntuación
DA: de acuerdo	1
ED: en desacuerdo	0

Validez del contenido:

JUEZ	Ítem 1	Ítem 2	Ítem 3	Ítem 4	Ítem 5	Ítem 6	Ítem 7	Ítem 8	TOTAL
I Obstetra	1	1	1	1	1	1	1	1	8
II Obstetra	1	1	1	1	1	1	1	1	8
III Medico	1	1	1	1	1	1	1	1	8
IV Medico	1	1	1	1	1	1	1	1	8
TOTAL	4	4	4	4	4	4	4	4	32

ANEXO 3

CONFIABILIDAD DEL INSTRUMENTO DE RECOLECCION DE DATOS

Realizado el cálculo de la confiabilidad del instrumento mediante el Coeficiente alfa de Crombach, se obtuvo como resultado un instrumento de investigación confiable según el siguiente detalle:

Estadísticos de confiabilidad

Alfa de Cronbach	Alfa de Cronbach basada en el uso de elementos específicos	N° de elementos
,972	,621	29

Publisher: Eliva Press Global Ltd

Email: info@elivapress.com

Made in United States
Orlando, FL
04 November 2026

90201137R00046